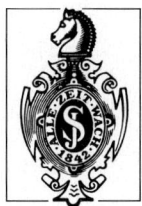

Christa Deltz

Krankenbeobachtung

Mit 50 Abbildungen

Springer-Verlag
Berlin Heidelberg New York
London Paris Tokyo
Hong Kong Barcelona
Budapest

Christa Deltz
Krankenpflegeschule der Universitätsklinik
Humboldtallee 11
37073 Göttingen

ISBN 3-540-58126-X Springer-Verlag Berlin Heidelberg New York

Die Deutsche Bibliothek – CIP-Einhcitsaufnahme
Deltz, Christa: Krankenbeobachtung / Christa Deltz. – Berlin ; Heidelberg ; New York ;
London ; Paris ; Tokyo ; Hong Kong ; Barcelona ; Budapest : Springer, 1994
 ISBN 3-540-58126-X

© Springer-Verlag Berlin Heidelberg 1994
Printed in Germany

Umschlaggestaltung: Struve & Partner, Heidelberg
Satz: Mitterweger Werksatz GmbH, Plankstadt
23/3130 – 5 4 3 2 1 0 – Gedruckt auf säurefreiem Papier

Geleitwort

„Beobachtung ist eine Kunst"

Boebachtung im Zeitalter der Maschinen, der Monitore und Computer? Ist das noch zeitgemäß? Sagen uns die Apparate nicht alles, was wir über unsere Patienten wissen müssen?

Nein, das tun sie nicht. Sie sagen uns nicht, wie ein kranker Mensch sich fühlt, ob er ängstlich, zuversichtlich oder gespannt ist. Sie sagen uns nicht, *warum* er ein Problem hat; sie geben uns keine Auskunft darüber, welche Fähigkeiten ihm auch in der Krankheit noch verbleiben. Sie ersetzen nicht das menschliche Auge, den menschlichen Blick, die geschulte Aufmerksamkeit. In der Pflege findet die Beobachtung gezielt statt, als aufmerksame und motivierte Wahrnehmung, um eine Person, eine Verhaltensweise oder einen Vorgang möglichst ganzheitlich zu erfassen. Die Kunst der Beobachtung liegt darin, aus einer Vielzahl von Einzelmerkmalen und Einzelerscheinungen ein zusammenhängendes Bild vom Zustand eines kranken Menschen zu gewinnen. Das kann kein Apparat.

Die Beobachtung des kranken Menschen hat in der Pflege traditionell ihren wichtigen Platz. Ohne ihre alte Bedeutung zu verlieren, gewinnt die Kunst der Beobachtung aber heute eine neue Aktualität im Hinblick auf den Pflegeprozeß und die pflegewissenschaftliche Forschung. Die systematische und einfühlende Beobachtung ist nicht nur Voraussetzung und Mittel der Pflegeplanung, sie gewährleistet darüber hinaus eine individuelle, sichere Pflege und kann dem Patienten deutlich machen, daß er als ganzer Mensch gesehen wird. Sie ist aber auch, wenn sie nach methodischen Gesichtspunkten planmäßig durchgeführt wird, eine wissenschaftliche Methode, eine grundlegende Erkenntnisweise bzw. die Basis der Forschung in der Pflege schlechthin. Die kontinuierliche, systematische und dokumentierte Beobachtung im Rahmen des individuellen Pflegeprozesses ist somit eine wichtige und eigenständige Funktion der Pflege und trägt zur Erhöhung der Pflegequalität bei.

Beobachten ist eine Kunst – man spricht nicht zuletzt deshalb von „Beobachtungsgabe"; aber diese Kunst, diese Gabe ist erlernbar. Bedenkt man das weite Feld der Beobachtungsfehler, die auf der Unzulänglichkeit des menschlichen Wahrnehmungsvermögens beruhen, dann muß eine systematische Schulung der Beobachtungsfähigkeit mit Beginn der Ausbildung in der Pflege einsetzen und diese kontinuierlich begleiten.

Das vorliegende Buch widmet sich dieser Aufgabe. Es ist für Auszubildende der Pflege im ersten Ausbildungsjahr geschrieben. Es schenkt einem traditionellen Thema neue Aufmerksamkeit und legt in fundierter Form die ersten Grundlagen einer systematischen Beobachtung in der Pflege. Ich wünsche diesem Buch eine weite Verbreitung.

Bad Honnef, im September 1995 *Claudia Bischoff*

Vorwort

Wie soll man einen kranken Menschen beobachten, wenn man noch gar nicht weiß, was krank oder gesund ist?

Das ist ein Problem für viele Krankenpflegeschülerinnen und -schüler, besonders am Anfang ihrer Ausbildung.

An sie ist dieses Buch in besonderem Maße gerichtet. Es soll Hilfestellung geben, die Vielzahl der beobachteten Eindrücke und gemessenen Werte den entsprechenden Krankheiten zuordnen zu können.

Über weitere Anregungen durch die Benutzerinnen und Benutzer dieses Buches würde ich mich freuen.

Für den fachlichen Austausch im Rahmen der Entstehung dieses Buches danke ich Helga Schmitt und Andrea Schmidt-Jungblut. Dem Springer-Verlag danke ich für die rasche Realisierung und gute Ausstattung des Buches.

Göttingen, im Herbst 1994   *Christa Deltz*

Inhaltsverzeichnis

Die Bedeutung der Beobachtung für die Krankenpflege

Um ein grundsätzliches Verständnis von systematischer Beobachtung zu fördern, seien einige Begriffe aus dem Umfeld der Erkenntnisgewinnung mittels Beobachtung erörtert.

Begriffliche Erklärungen

Größere Klarheit ist für den Beobachtungsbegriff zu gewinnen, wenn wir untersuchen, was das Wort „beobachten" mit folgenden Wörtern gemeinsam hat und worin es sich von ihnen unterscheidet:
wahrnehmen – urteilen – beurteilen – deuten – werten – bewerten – beschreiben.

Wahrnehmen – beobachten
Beobachten ist in jedem Fall auch Wahrnehmen. Man kann z. B. nicht sagen: „Ich habe Frau K. beobachtet, obwohl ich

Frau K. nicht wahrgenommen habe." Ich kann jedoch sagen:
„Ich habe Frau K. wahrgenommen, obgleich ich sie nicht
beobachtet habe."

   Worin liegt der Unterschied?

*Beobachten heißt absichtsvolles Wahrnehmen mit zielgerichteter
Aufmerksamkeit.* Beobachten ist demnach eine motivierte
Handlung, deren Ziel es ist, etwas wahrzunehmen. Leider
wird in der Umgangssprache das Wort beobachten fast ausschließlich für die absichtsvolle visuelle (mit dem Auge)
Wahrnehmung benutzt. In der Krankenpflege soll jedoch mit
dem Wort beobachten jede Art absichtsvoller Wahrnehmung
angesprochen werden; auch die haptische (mit dem Tast-
sinn), die olfaktorische (mit der Nase) und die auditive (mit
dem Ohr). Denn der Beobachtende achtet nicht nur auf
Geschehnisse oder Ereignisse, sondern auch auf Formen,
Farben, Oberflächen, Geräusche oder Gerüche.

Urteilen

Zwei Schüler beobachten im Rahmen einer Beobachtungs-
übung einen älteren Patienten auf dem Flur seiner Station. In
ihrem Bericht war u. a. von langsamen Bewegungen, von
kurzen Schritten und von abgetragenen Hausschuhen die
Rede. Haben die Beobachter die Langsamkeit der Bewegungen, die Kürze der Schritte und das Abgetragensein der
Hausschuhe wahrgenommen? Bei solchen Fragen stellt man
leicht fest, daß Wahrnehmungen sensorischer Gegebenheiten
ohne Verarbeitung in Kategorien kaum denkbar ist. Ob
Bewegungen als langsam zu bezeichnen sind oder Schritte als
zu kurz, entscheidet nicht die aktuelle sensorische Information. Dieser Aussage liegt ein blitzschneller Vergleich der
aktuellen Wahrnehmung mit einer Vielzahl gespeicherter frü-
herer Wahrnehmungen ähnlicher Art zugrunde. Der Übergang von urteilsfreiem Registrieren einer wahrgenommenen

Gegebenheit zum „sprachlichen Einordnen" dieser Gegebenheit („Urteilen") ist fließend.

Beurteilen

Man beurteilt etwas, z.B. eine Person, gewöhnlich dann, wenn man nach einer Vielzahl einschlägiger Beobachtungen an ihr zu einer zusammenfassenden Aussage kommt, die im Zusammenhang mit dem beobachteten Verhalten steht.

Man beurteilt den Patienten z.B., wenn man ihn als sensibel, aggressiv oder menschenscheu bezeichnet. *Die Beurteilung stellt das Wahrgenommene in einen Zusammenhang, der selbst nicht oder nicht vollständig beobachtbar, vielmehr nur denkbar ist.* Das Wahrnehmungsurteil ist als ein Urteil *in* der Wahrnehmung zu verstehen (Beispiel: „kurze Schritte"), ein Urteil, das vom Wahrnehmungsvorgang kaum trennbar ist. Die Beurteilung jedoch kann als ein Urteil *über* Wahrgenommenes verstanden werden und ist von diesem leichter zu trennen.

Deuten

Deuten heißt, ähnlich wie Beurteilen, etwas aussagen, hinausgehend über das, was wahrgenommen wird. Eine Beobachtung wird gedeutet, wenn man sie mit etwas anderem in Zusammenhang bringt, das selbst nicht beobachtet wurde. Vom Deuten spricht man dann, wenn eine Aussage über die aktuellen Bedingungen eines Verhaltenausschnittes gemacht wird. Die Deutung von Absichten und Handlungszwecken ist oft sehr naheliegend. Man deutet bestimmte wahrgenommene Verhaltensweisen, z.B. die eines Patienten, meistens richtig, wenn man sie mit einer Absicht verknüpft, wie, „der Patient will trinken" oder „er will schlafen". Nicht nur Handlungsabsichten, auch Gefühlslagen lassen sich quasi wahrnehmen. Fast die gesamte Ausdruckswahrnehmung ist von solcher Art: „Der Patient antwortet überrascht" oder „er lächelt zufrieden".

Deutende Urteile in dieser Art, maßvoll dosiert, sind in einem Beobachtungsprotokoll sogar erwünscht. Gleichzeitig soll aber darauf hingewiesen werden, daß man häufig unbedachten Deutungen unterliegen kann.

Werten

Man könnte der Ansicht sein, daß Werten sehr wenig mit Beobachten im strengen Sinne zu tun hat, gehört die Wertung doch zu den subjektivsten aller möglichen Zutaten, die von außen an die objektiven Gegebenheiten herangetragen werden. Doch so ist es nicht. Ähnlich wie das Urteil oder die Deutung unmerklich in die Wahrnehmung eingehen und mit ihr verschmelzen, so auch die Wertung.

Deutlich wird die Wertung in folgenden Aussagen: „schlürfende Schritte", „plumpe Gesten", „bezauberndes Aussehen".

Bewerten

Das Bewerten verhält sich zum Werten wie das Beurteilen zum Urteilen. Hierbei handelt es sich um ein absichtsvolles Werten, der Bewerter fällt sein Urteil ganz bewußt über den Gegenstand seiner Wahl, z.B. über die Leistung eines Schülers oder über den Genesungsfortschritt eines Patienten.

Beschreiben

Beschreiben heißt, etwas Beachtetes wird sprachlich fixiert und weitervermittelt. Man beschreibt etwas, wenn man lediglich über seine Beobachtungen berichtet und dabei Bewertungen und Beurteilen unterläßt. Das Beschreiben muß ausschließlich das Wahrgenommene zum Inhalt haben. Man bezieht zwar in seine Beschreibungen großzügig Wahrnehmungsurteile und die naheliegendsten einfachsten Deutungen mit ein, die, wie schon erwähnt, kaum vermeidbar sind. Doch sollte man weiterreichende Beurteilungen und komplexe Deutungen unterlassen.

Die oben gemachten Begriffserklärungen sollen verdeutlichen, wie **grundlegend** der Beobachtungsvorgang ist und welche unbewußten Elemente ihn ausmachen bzw. ineinandergreifen.

Wahrnehmung – Beobachtung – Selektivität

Unsere Sinnesorgane werden ständig aktiviert, damit wir uns in unserer Umwelt zurechtfinden (Umweltorientierung) und mit ihr auseinandersetzen können. Dabei sind wir im nachhinein nicht nur fähig, Auskunft zu geben über die äußeren und sichtbaren Merkmale von Dingen, sondern sind es gewohnt, von äußeren Erscheinungen gleichzeitig auch auf Eigenschaften zu schließen.

Wahrnehmungen und Beobachtungen im Zusammenhang mit Beurteilung vermitteln uns die Erfahrungen, die einen zentralen Bestandteil unserer Lebensorientierung bilden. Jedoch gibt es genügend Beispiele, die an der Verläßlichkeit unserer Wahrnehmungs- und Beobachtungskompetenz zweifeln lassen.

Ein Beispiel dafür ist das Phänomen der geometrisch optischen Täuschungen (Abb. 1 und 2).

Da Wahrnehmungsprozesse und die Leitfunktion der Beobachtung oft unbewußt ablaufen, wird ebenfalls nicht bewußt, welchen Täuschungen und Fehleinschätzungen der Mensch unterliegen kann. Das führt besonders in solchen Situationen zu Problemen, in denen Menschen mit entsprechender Legitimation (Lehrer, Krankenpflegepersonal) andere Menschen (Schüler, Patienten) beobachten und beur-

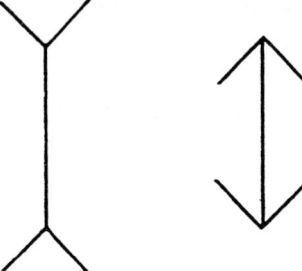

Abb. 1. Die Müller-Lyer-Illusion. Die beiden Strecken sind gleich lang, dennoch schätzt unsere Wahrnehmung sie als verschieden ein.

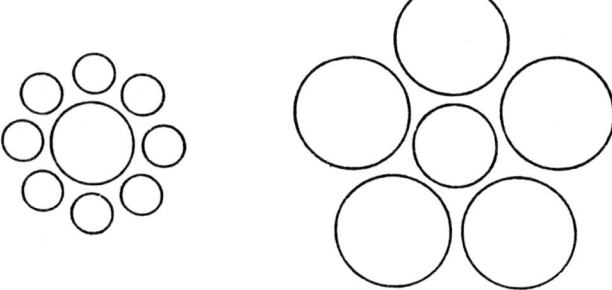

Abb. 2. Vergleichstäuschungen: Der von kleineren Kreisen umschlossene Mittelkreis erscheint größer als der an sich gleich große, aber von größeren Kreisen umschlossene

teilen sollen. Um so mehr muß jeder Beobachtende bestrebt sein, Beurteilungsfehler zu vermeiden bzw. zu reduzieren.

Der Begriff Beobachtung bezeichnet ein konkretes Verfahren der Datenerhebung sowohl im Alltagshandeln als auch in der wissenschaftlichen Tätigkeit. Beobachtung ist eine aufmerksam – selektive („filternde") Erweiterung der Wahrnehmung. Gegenüber dem vollkommen unbewußten

Wahrnehmen ist der Beobachtungsprozeß planvoll. Ferner ist er von einer Suchhaltung bestimmt, die von vornherein die Möglichkeit der Auswertung des Beobachteten einschließt. An einem Beispiel aus dem Alltag soll der Zusammenhang zwischen Wahrnehmung und Beobachtung noch einmal verdeutlicht werden:

Während eines Spazierganges werde ich stutzig durch ein Rascheln in einer Hecke, die den Wegesrand säumt. Das Stutzigwerden und die jetzt entstehende Neugierde ändern mein Wahrnehmungsverhalten, indem ich nach dem Verursacher des Raschelns „suche" und aufmerksamer schaue als bisher.

Eine eher beiläufige und zufällige Wahrnehmung kann sich also augenblicklich ändern und in ein planvolles Verhalten, das zielgerichtet ist, umschlagen mit einer konkreten Beobachtungsabsicht. Eine Gemeinsamkeit der beiden Sinnestätigkeiten besteht darin, daß Wahrnehmung und Beobachtung selektive Vorgänge sind; denn man kann jeweils nur einen Abschnitt aus der Fülle des prinzipiell Beobachtbaren aufnehmen. Das heißt: auch jede Beobachtung enthält einen Selektionsakt, der bestimmt, was man aus dem grundsätzlich Beobachtbaren tatsächlich beobachtet.

Eine nicht selektive Wahrnehmung und Beobachtung ist nicht realisierbar. Beispielsweise ist es sicher nicht zu erreichen, die Gesamtheit der Ereignisse einer Unterrichtsstunde zu erfassen (leider!). Der Grund für die ausschnittartige Aufnahme und Verarbeitung der insgesamt vorhandenen Reizinformationen ist die begrenzte Leistungsfähigkeit der Sinnesorgane und nachgeschalteten Verarbeitungssysteme.

Der Selektivitätsbegriff umfaßt aber noch einen weiteren Bedeutungsaspekt. Der Begriff bezeichnet zugleich auch den personenspezifischen Sachverhalt, demzufolge Personen im Rahmen ihrer individuellen Einstellungen, Bedürfnisse und Erwartungen aus der Vielfalt der gegebenen Reizinformationen nur diejenigen Reize herausfiltern, die für sie von Interesse sind. Diese Reize rücken in den Mittelpunkt des Wahrnehmungsfeldes und Bewußtseins, andere hingegen treten entweder in den Hintergrund oder bleiben unentdeckt. Die einstellungs- und erwartungsorientierte Wahrnehmung kann dazu führen, daß verschiedene Personen ein- und denselben Realitätsausschnitt z. T. in sehr unterschiedlicher Weise wahrnehmen.

Es ist deutlich geworden: Beobachtung ist ein Verfahren der Datenerhebung, das bei der gezielten Durchführung pflegerischer Tätigkeiten von großer Bedeutung ist. Die Beobachtung ist somit in ein umfassendes Bezugssystem der Erkenntnisgewinnung über den Patienten eingebettet.

Krankenbeobachtung

Die Krankenbeobachtung ist eine fortlaufende und eine der wichtigsten Aufgaben während des gesamten Pflegeprozesses. Sie beeinflußt Pflegehandlungen und somit die Pflegequalität.

Aus der Art und Weise, wie ein Patient beobachtet wird, soll für ihn hervorgehen, daß er nicht auf seine Krankheit reduziert, sondern als „ganzer Mensch" gesehen wird.

Mit einer zielgerichteten und geplanten Beobachtung wird man die Probleme und Ressourcen (eigene Fähigkeiten) des Patienten erkennen und dann pflegerisch darauf eingehen können.

Krankenbeobachtung beginnt mit dem Eintritt des Patienten ins Krankenhaus, mit seinem Erscheinen auf der Station. Schon hierbei wird ein erster Eindruck gewonnen in Hinblick auf das äußere Erscheinungsbild, auf sichtbare Einschränkungen, auf Sprachvermögen oder auf seine psychische Verfassung.

Diese ersten Beobachtungen müssen dann im weiteren Krankheitsverlauf oder Genesungsprozeß systematisch ergänzt oder aber auch revidiert werden.

Nach der ersten Begegnung mit einem Patienten bietet sich jeder weitere Kontakt mit ihm an, um Krankenbeobachtung zu betreiben.

Diese Gelegenheiten sind normalerweise äußerst zahlreich, so daß hier nur einige Beispiele aufgeführt werden:

- bei der Erstellung der Pflegeanamnese,
- bei der Körperpflege,
- bei der Darreichung von Mahlzeiten,
- bei der Verabreichung von Medikamenten,
- während des Bettens,
- bei der Durchführung prophylaktischer Maßnahmen,
- bei der Vitalzeichenkontrolle,
- bei jedem Gespräch.

Dabei spielen *„wache" Sinnesorgane* der Pflegeperson eine große Rolle:

Beobachtungsbeispiele:
- Auge: Körperhaltung, Gesichtsausdruck, Hautfarbe;
- Ohr: Atemgeräusche, Klang der Stimme;
- Nase: Ausscheidungen, Wundsekrete;
- Hand: Hautbeschaffenheit, Körpertemperatur.

Häufig sind jedoch für eine gezielte Krankenbeobachtung unsere Sinnesorgane nicht ausreichend, so daß zusätzliche Hilfsmittel benutzt werden müssen:

- Blutdruckapparat, Stethoskop;
- Fieberthermometer;
- Uhr, Pulsuhr;
- Teststreifen für Urin- und Blutzuckeruntersuchungen;

- elektronische Überwachungseinheiten (Blutdruck, Körpertemperatur, Puls, Atmung).

Von großer Wichtigkeit für den Patienten ist, daß eine Pflegeperson imstande ist, die ermittelten Daten auszuwerten, damit entsprechende pflegerische und therapeutische Konsequenzen daraus abgeleitet werden können. Daraus geht hervor, daß zu einer guten Krankenbeobachtung unbedingt Fachkompetenz und Einfühlungsvermögen gehören.

Ein weiteres Moment der Krankenbeobachtung ist die „Weitergabe" der gewonnenen Informationen an das Pflegeteam und den behandelnden Arzt, was außer der mündlichen Information am sichersten durch die Pflegedokumentation gewährleistet ist.

Wird eine gewissenhafte Krankenbeobachtung von einem verantwortungsbewußten und fachkompetenten Pflegeteam betrieben, in dem der Beobachtung ein wichtiger Stellenwert eingeräumt wird, so ist damit eine gute Basis für eine individuelle und sichere Pflege geschaffen.

Zusammenfassung

Beobachten heißt, etwas mit Aufmerksamkeit wahrnehmen. Das Urteil läßt sich vom Wahrnehmen und Beobachten nicht streng trennen. Wahrnehmungsurteile und begriffliche Zuordnungen sind gewöhnlich mit der Beobachtung unlöslich verbunden. Auch treten oft elementare Wertungen schon in Wahrnehmungsvorgang auf, und bei der Wahrnehmung von Personen, ihren Handlungen und Ausdrucksbewegungen kommen unvermittelt grundlegende Deutungen vor. All das wird beim Beschreiben des Beobachteten manifest.

Wahrnehmung und Beobachtung vermitteln uns Erfahrungen, die einen zentralen Bestandteil unserer Lebensorientierung bilden.

Beobachtung bezeichnet ein konkretes Verfahren der Datenerhebung, sie ist eine aufmerksam-selektive Art der Wahrnehmung. Gegenüber dem üblichen Wahrnehmen ist die Beobachtung planvoller und von einer Suchhaltung bestimmt und außerdem auf die Möglichkeit der Auswertung des Beobachteten gerichtet.

Da Wahrnehmungs- und Beobachtungsprozesse häufig unbewußt ablaufen, wird oft nicht klar, welchen Fehleinschätzungen und Täuschungen der Mensch unterlegen ist.

Eine Hauptursache für solche Fehleinschätzungen wird mit dem Begriff der Selektivität erfaßt. Selektivität bezieht sich sowohl auf Reizselektion durch unsere Sinnesorgane, als auch auf die persönliche Motivation des Beobachtenden.

Beobachtung als Verfahren der Datenerhebung ist bei der gezielten Durchführung pflegerischer Tätigkeiten ersichtlicherweise von großer Bedeutung; denn Krankenbeobachtung beeinflußt die Pflegehandlungen und somit die Pflegequalität.

Jeder Kontakt mit dem Patienten bietet eine Möglichkeit der Krankenbeobachtung.

Wichtig für den Patienten ist, daß eine Pflegeperson die ermittelten Daten entsprechend auswerten kann und die gewonnenen Informationen an das Pflegeteam und an den behandelnden Arzt weiterleitet.

Ergänzend zu der mündlichen Information sollte das durch die Pflegedokumentation geschehen.

Nimmt die Krankenbeobachtung in einem Pflegeteam den ihr gebührenden Stellenwert ein, so wird damit eine individuelle und sichere Pflege gewährleistet sein.

Aufgaben

▶ Führen Sie die folgenden 3 Aufgaben aus und vergleichen Sie danach Ihr Ergebnis mit den Ergebnissen Ihrer MitschülerInnen. Versuchen Sie, das beobachtete Phänomen auf die Krankenbeobachtung zu übertragen.

a Welchen Baumstamm würden Sie lieber tragen?

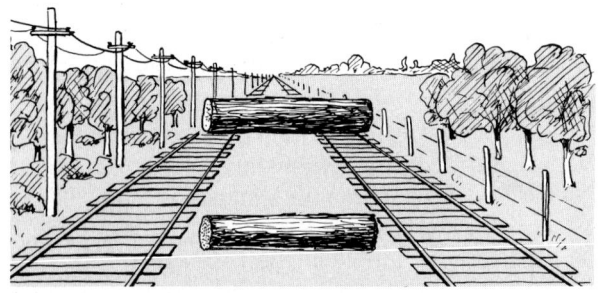

b Geben Sie Pinocchio eine Nase, die so lang wie sein Gesicht hoch ist.

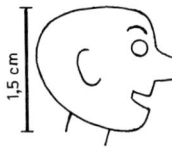

c Welcher gestrichelte Kreis ist größer?

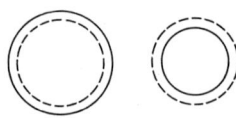

Abb. 3a–c. Übungen zur optischen Wahrnehmung

▶ Welche Möglichkeiten nutzen Sie hauptsächlich auf Ihrer derzeitigen Station für eine gezielte Krankenbeobachtung? Tauschen Sie Ihre Erfahrungen in der Gruppe aus.

▶ In dem nachfolgenden Text wird ein Resultat von Beobachtung vorgestellt. Überlegen Sie, wie es zu diesem Resultat kommen kann.

ENZENSBERGERS FREIESTE ALLER KÜNSTE

„Was hast du gesehen?" fragt man den Kinogänger, den man ins Kino nicht begleiten konnte und der den Film berichten soll. Von H. M. ENZENSBERGER stammt eine lehrreiche Zusammenstellung originaler Zuschauerberichte über den Film „Vom Winde verweht", die als Hörspiel vorgeführt wurde (13. 04. 1985, NDR III). Er kommt zu folgendem Ergebnis:
„Wenn einer aus dem Kino kommt und erzählt, dann ist das, was er erzählt, bereits verschwunden. Der Nacherzähler spricht immer von etwas, das nicht zugegen ist. Er erinnert sich, oder er erinnert sich nicht … Indem er erzählt, tilgt er den Film. Er gibt nicht das wieder, was er gesehen hat, sondern er wählt neue Einstellungen, Pespektiven, Farben. Der Nacherzähler zerschneidet, was er gesehen hat, er verschiebt, er versetzt, er montiert, er schneidet um. Mit anderen Worten: der Nacherzähler produziert seinen eigenen Film. Dabei geht er kühner und bedenkenloser vor als alle Regisseure der Geschichte des Films. Der Nacherzähler übertrifft an Rücksichtslosigkeit jede Avantgarde. Der Nacherzähler läßt sich nicht manipulieren, er manipuliert selber … Die Nacherzählung ist die unbekannteste und verbreiteste, sie ist vielleicht die freieste aller Künste, die uns geblieben sind."

Was beobachten wir?

1 Körperhaltung

Lernziele

- Die normale Körperhaltung eines stehenden, liegenden und sitzenden Menschen beschreiben können.
- Haltungsschäden benennen – und ihre charakteristischen Merkmale herausstellen können.
- Erklären können, was unter einer „Schonhaltung" zu verstehen ist.

Bedeutung der Körperhaltung

- „Haltung bewahren!"
- „Haltung annehmen!"
- „Kopf hoch!"

All diese Aussprüche zeigen, wie wichtig die Haltung für den Menschen im täglichen Leben ist. Gibt es überhaupt die gute Haltung für alle Situationen? Oder ändert sich die Haltung des Menschen, je nachdem, in welcher Situation er sich gerade befindet?

Haltung kann als ein Zustand von Handlungsbereitschaft und als Ausgangs- bzw. Endstellung aktiver Bewegungen angesehen werden. Die Haltung eines Menschen ändert sich entsprechend der Fläche, auf der er sich bewegt. Es ist ein Unterschied, ob jemand auf einer ebenen Fläche geht, eine

Treppe hinaufsteigt, auf einen Berg klettert oder aber sich auf einer federnden Matte bewegt. Hierbei zeigt sich die Anpassungsfähigkeit des menschlichen Organismus.

Der Mensch muß lernen, die natürliche Anpassungsfähigkeit zu nutzen, d. h., er muß darauf achten, unbewußte, automatische Bewegungsabläufe bewußt zu gestalten.

Beobachten Sie sich selbst, besonders im Rahmen Ihrer praktischen Tätigkeit, in Hinblick auf eine der Situation angepaßten Körperhaltung.

Haltungsaufbau

Der menschliche Körper besteht neben den festen Bestandteilen, den Knochen, aus ungleich mehr beweglichen Teilen, die die Knochen miteinander verbinden und damit ihre Beweglichkeit ermöglichen. Die Art und Weise wie die einzelnen Körperteile koordiniert werden, bestimmt den Haltungsaufbau. Verschiebt sich nur ein Teil, so reagieren auch die angrenzenden Körperteile. Haltung umfaßt immer eine komplexe Funktion, deren Elemente übereinstimmen müssen.

Durch das einfache Schema (Abb. 4) soll verdeutlicht werden, wie die großen Muskelgruppen jeweils vor und hinter dem Knochengerüst angeordnet sind, um das Gleichgewicht des Haltungsaufbaus zu regulieren.

Der Haltungsaufbau wird wesentlich bestimmt durch die Beweglichkeit der Wirbelsäule, wobei die Beweglichkeit durch 7 Hals-, 12 Brust- und 5 Lendenwirbel ermöglicht wird. An die Lendenwirbelsäule schließt sich das Kreuzbein an, es entspricht 5 weiteren Wirbelkörpern, die aber zu einem Knochen zusammengewachsen sind. Den unteren Abschluß bildet das Steißbein, aus 4–5 Wirbeln bestehend,

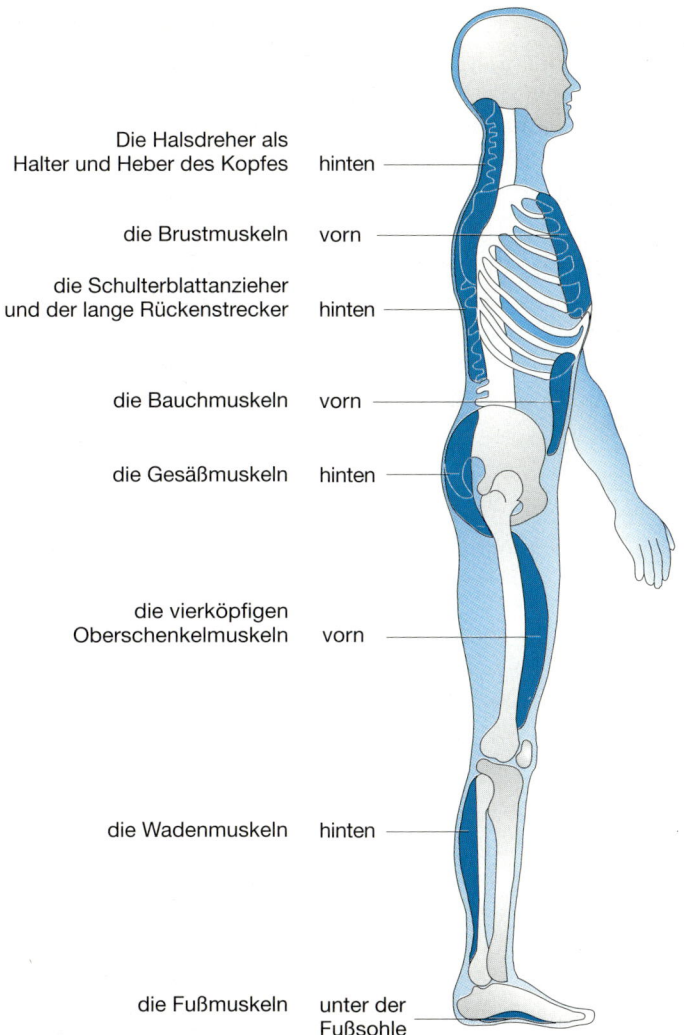

Die Halsdreher als
Halter und Heber des Kopfes   hinten

die Brustmuskeln   vorn

die Schulterblattanzieher
und der lange Rückenstrecker   hinten

die Bauchmuskeln   vorn

die Gesäßmuskeln   hinten

die vierköpfigen
Oberschenkelmuskeln   vorn

die Wadenmuskeln   hinten

die Fußmuskeln   unter der
Fußsohle

Abb. 4. Anordnung der großen Muskelgruppen vor/hinter dem Knochengerüst

die ebenfalls ganz oder teilweise miteinander verschmolzen sind.

Im Wirbelkanal verläuft das Rückenmark, ein wichtiger Bestandteil des zentralen Nervensystems.

Zwischen den Wirbelkörpern liegen die Bandscheiben, aus Knorpelgewebe bestehende Platten, die wie Polster wirken.

Die gesunde Wirbelsäule weist physiologische Krümmungen auf (Abb. 5). Würde sie gerade verlaufen, so würden die Wirbelkörper, die sonst auf der Höhe des Krümmungsscheitels lägen, übermäßig beansprucht; denn Stöße können bei gerader Wirbelsäule nur noch in vertikaler Richtung abgefangen werden.

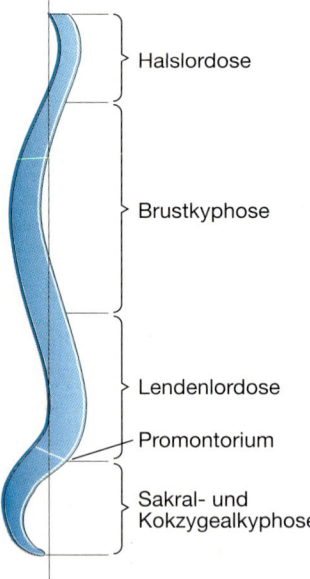

Halslordose

Brustkyphose

Lendenlordose

Promontorium

Sakral- und
Kokzygealkyphose

Abb. 5. Krümmungen der Wirbelsäule. *Lordose* = konvexe Vorwärtskrümmung, *Kyphose* = konvexe Rückwärtskrümmung. (Aus Spornitz 1993)

Normale Körperhaltung

Die Körperhaltung im *Stehen* zeigt einen aufrechten Körper; der Kopf ist dabei erhoben und der Bauch flach und entspannt. Die Arme sind leicht gebeugt, während die Handgelenke gestreckt bleiben. Auch die Beine sind in den Kniekehlen leicht gebeugt, die Fußspitzen zeigen nach vorn (Abb. 6).

Die Körperhaltung im *Liegen* ähnelt im äußeren Erscheinungsbild der im Stehen, wobei sich der Körper in horizontaler Lage befindet, jedoch die statische Beanspruchung an Gelenken, Muskeln und Bändern unterschiedlich im Vergleich zu einem stehenden Menschen ist.

Sitzt ein Mensch bequem, so hat er dabei einen aufrechten Körper, seine Schultern zeigen leicht nach vorn, die Arme

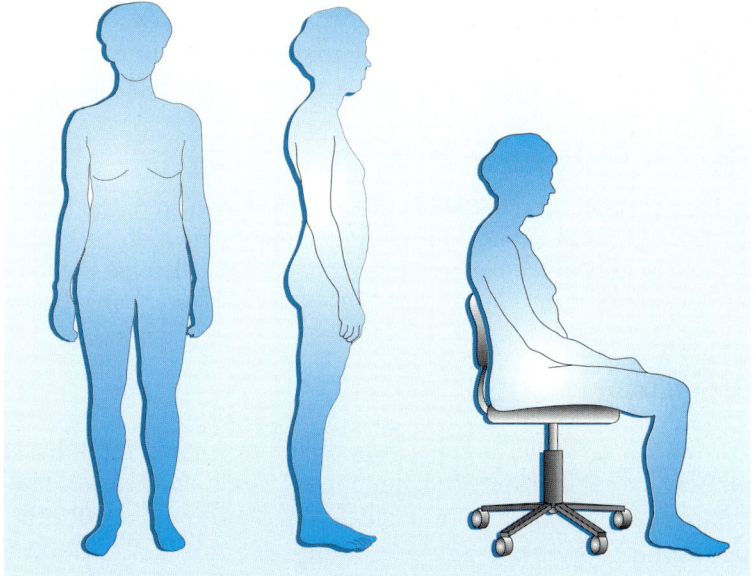

Abb. 6. Gesunde Steh- und Sitzhaltung

sind im Ellenbogengelenk gebeugt, die Handgelenke gestreckt und die Finger leicht gebeugt. Die Oberschenkel stehen im rechten Winkel zum Körper, ebenso sind die Knie im rechten Winkel gebeugt, und die Füße stehen auf dem Boden (Abb. 6).

Haltungsschäden

Krankhafte Veränderungen an der Wirbelsäule können sich als sog. Haltungsschäden bemerkbar machen. Viele Haltungsschäden entstehen während eines größeren Wachstumsschubs bei Kindern oder Jugendlichen; denn bei einem raschen Wachstum entspricht die Muskelkraft des Rumpfes häufig nicht der Belastung der Wirbelsäule. Die so entstehende Fehlstellung kann – begünstigt durch häufiges und falsches Sitzen – zu einem Haltungsschaden führen, der mit Rückenschmerzen und rascher Ermüdbarkeit einhergeht. In extremen Fällen kann sogar die Atmung beeinträchtigt sein.

Beispiele für Haltungsschäden (Abb. 7a–h)

> Jeder Haltungsschaden ist pflegerisch bedeutsam. Die Eigenbeweglichkeit des Körpers ist damit mehr oder weniger eingeschränkt. Der Mensch ermüdet schnell, hat evtl. auch Schmerzen, nicht nur im Stehen oder Sitzen, sondern auch im Liegen.

Schonhaltung

Bestimmte Erkrankungen gehen mit einer sog. Schonhaltung einher. Dabei handelt es sich nicht um einen bleibenden Haltungsschaden, sondern um eine vom Patienten vorübergehend eingenommene Körperhaltung, die zur Erleichterung eines bestimmten Zustandes eingenommen wird. Es können auf diese Weise z. B. Schmerzen gelindert werden, es kann

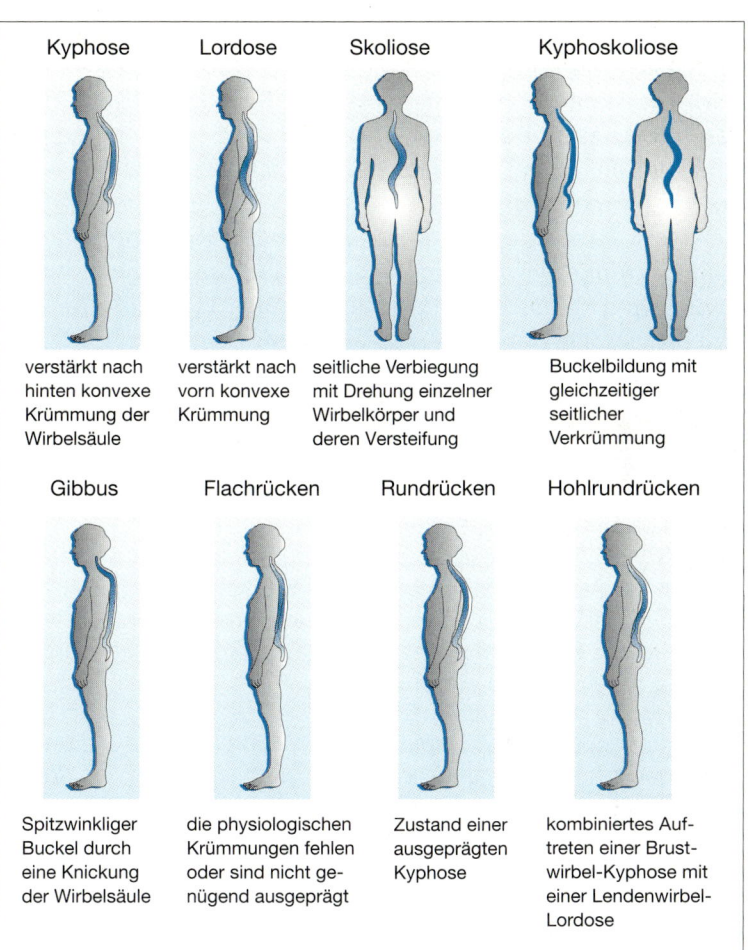

Kyphose	Lordose	Skoliose	Kyphoskoliose
verstärkt nach hinten konvexe Krümmung der Wirbelsäule	verstärkt nach vorn konvexe Krümmung	seitliche Verbiegung mit Drehung einzelner Wirbelkörper und deren Versteifung	Buckelbildung mit gleichzeitiger seitlicher Verkrümmung

Gibbus	Flachrücken	Rundrücken	Hohlrundrücken
Spitzwinkliger Buckel durch eine Knickung der Wirbelsäule	die physiologischen Krümmungen fehlen oder sind nicht genügend ausgeprägt	Zustand einer ausgeprägten Kyphose	kombiniertes Auftreten einer Brustwirbel-Kyphose mit einer Lendenwirbel-Lordose

Abb. 7a–h. Beispiele für Haltungsschäden

aber durch eine bestimmte Haltung auch die Atmung unterstützt werden, indem beispielsweise bei der Oberkörperhochlagerung die Atemhilfsmuskulatur vermehrt einsetzen kann und es zu einer besseren Entfaltung des gesamten Brustkorbes kommt.

Bei starken Bauchschmerzen oder Koliken kann man bei Patienten häufig beobachten, wie sie die Seitenlage einnehmen und die Beine anziehen, damit sich die Bauchmuskulatur entspannen kann.

Ist ein Patient an einer Lungen- oder Rippenfellentzündung erkrankt, wird er die Lage auf der kranken Seite bevorzugen, weil damit der erkrankte Bereich ruhiggestellt wird und die Schmerzen vermindert werden.

Zusammenfassung

Haltung kann als ein Zustand von Handlungsbereitschaft und als Ausgangsstellung bzw. Endstellung aktiver Bewegungen angesehen werden. Haltung umfaßt immer eine komplexe Funktion, deren Elemente übereinstimmen müssen.

Eine gute Haltung bedeutet immer eine der jeweiligen Situation angepaßten Haltung. Das heißt, daß automatische und unbewußte Bewegungsabläufe bewußt gestaltet werden sollten.

Der Haltungsaufbau wird wesentlich bestimmt durch die Beweglichkeit der Wirbelsäule, die physiologische Krümmungen aufweist (Lordose und Kyphose).

Krankhafte Veränderungen an der Wirbelsäule können sich als sog. Haltungsschäden bemerkbar machen.

Beispiele:

Kyphose,	Gibbus,
Lordose,	Flachrücken,
Skoliose,	Rundrücken,
Kyphoskoliose,	Hohlrundrücken.

Wichtig ist, daran zu denken, daß durch einen Haltungsschaden die Beweglichkeit des Körpers eingeschränkt ist
und daß möglicherweise auch Schmerzen auftreten können.
Bestimmte Erkrankungen gehen mit einer sog. Schonhaltung einher. Diese Haltung wird von dem Patienten eingenommen, um damit einen bestimmten Zustand zu erleichtern. Mit einer bestimmten Körperhaltung können z.B.
Schmerzen gelindert – oder eine Verbesserung der Atmung
erzielt werden.

Aufgaben

▶ Überlegen Sie zusammen mit Ihren MitschülerInnen, wie
man bei Kindern und Jugendlichen einem Haltungsschaden entgegenwirken kann.

▶ Versuchen Sie in der Gruppe, Schonhaltungen für fol-
gende Ursachen zu beschreiben bzw. im Rollenspiel dar-
zustellen:
  ● Armbruch (vor dem Eingipsen),
  ● Migräne,
  ● „Hexenschuß",
  ● Verletzung des Kniegelenks.

▶ Die Körperhaltung eines Menschen kann auch auf seine
psychische Verfassung hinweisen. Sie kann sein:
  – steif
  – aufrecht
  – gespannt
  –
  –
Suchen Sie nach weiteren Adjektiven!

Übungen zur Unterstützung einer guten Körperhaltung
(Abb. 8 und 9)

Übungen im Sitzen:
Abbbildung 8a zeigt folgende Übung:
Drücken des Kopfes gegen den Widerstand der Hand nach
rechts, nach links und nach vorn

Lockeres Drehen des Kopfes nach rechts und links mit Nachfedern – im Sitzen oder im Stehen

Abbildung 8b zeigt folgende Übung:
Die Bewegungen der Halswirbelsäule und des Kopfes erweitern durch Vor- und Rückschwingen der ausgebreiteten Arme
und der Brustwirbelsäule – Wechsel zwischen kleinen und
großen Bewegungen – zwischen Bewegungen der Hals- und
der Brustwirbelsäule –

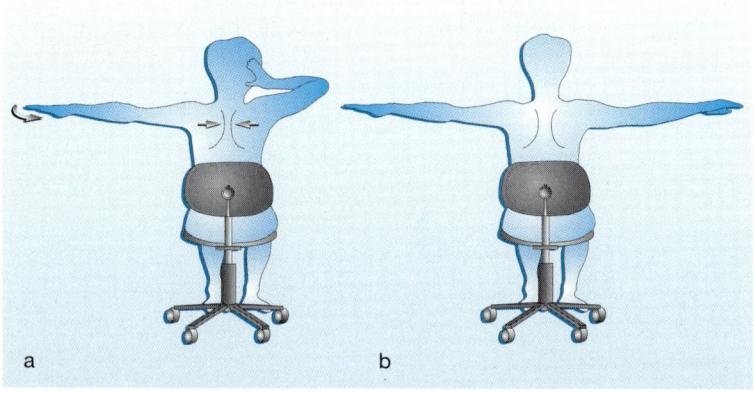

a   b

Abb. 8a,b. Übungen im Sitzen zur Unterstützung einer guten Körperhaltung

Übung im Stehen (Abb. 9):
Aus dem Stand (Grundstellung)
langsames Abrollen vorwärts des Kopfes, der Brustwirbelsäule, der Lendenwirbelsäule, lockeres Nachgeben der Hüft-
und Kniegelenke bis zum
Nachfedern in der Hockstellung (Zwischenstellung)
Langsames Wiederaufrichten bis zum Stand über Knie-,
Hüftgelenk, untere Wirbel bis zum Halswirbel – Kopf aufrichten (Grundstellung)

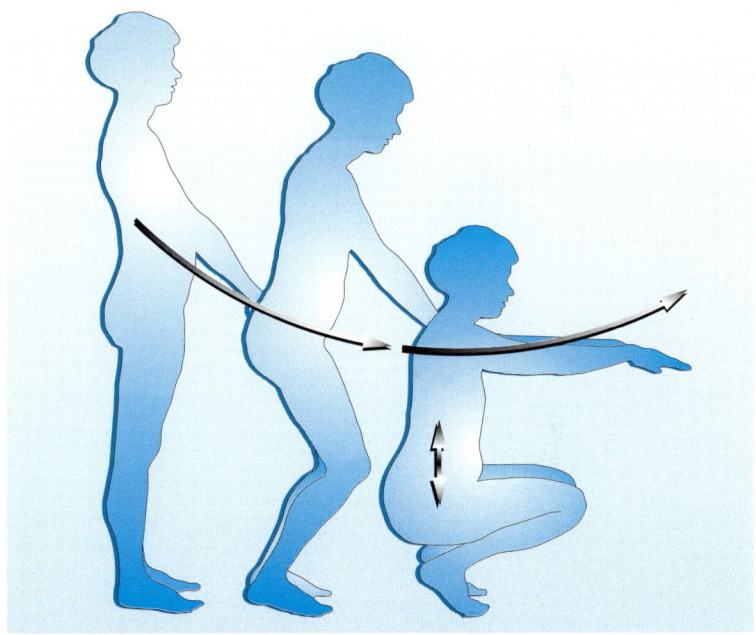

Abb. 9. Übungen im Stehen zur Unterstützung einer guten Körperhaltung

Notizen

2 Gang

Lernziele

- Den normalen Ablauf des Ganges beim Menschen beschreiben können.
- Gründe für Gangveränderungen nennen können.
- Typische Gangveränderungen beschreiben können.

Der normale Gang eines Menschen erweckt selten Aufmerksamkeit. Wenn jedoch Abweichungen auftreten, so sollten diese mit Sorgfalt beobachtet werden.

Beim normalen Gang ist der Körper aufrecht, der Kopf sitzt gerade auf dem Rumpf auf, und die Arme hängen locker an den Seiten des Körpers herab. Jeder Arm bewegt sich rhythmisch mit dem gegenüberliegenden Bein vorwärts. Die Füße sind in der Schwungphase leicht nach außen gerichtet, und die Schritte sind von mäßiger Länge und gleich weit. Bei jedem Schritt werden die Bewegungen in der Hüfte, im Knie und im Fuß koordiniert. Die Anhebung in der Hüfte, kaum wahrnehmbar, bewirkt daß der Fuß vom Boden abgerollt wird. Beim Wiederaufsetzen des Fußes ist es die Ferse, die den Grund zuerst berührt. Die Belastung an dieser Stelle kann auch an dem entsprechenden Abnutzungsgrad der Schuhsohle erkannt werden.

Bei einem normalen Gang muß gewährleistet sein, daß aufrichtende Kräfte entgegen der Gravitationskraft vorhanden sind und daß ein Schreiten möglich ist. Auch ein adäquates Maß an Gleichgewicht sowie ein Antrieb nach vorn müssen vorhanden sein.

Der normale Gang erlaubt eine große Variationsbreite. Jeder Mensch hat gewissermaßen seinen „eigenen" Gang, an dem die Person häufig schon aus einer gewissen Entfernung erkennbar ist. Dieser „eigene" Gang ist geprägt durch den Rhythmus, den Schritt, die Intensität beim Aufsetzen der Füße, also durch seine Leichtigkeit oder seine Schwere.

Die wesentliche Steuerung des Ganges erfolgt durch die visuelle Kontrolle, durch das Gleichgewichtsorgan im Innenohr und durch Rezeptoren (Propriorezeptoren) in den Gelenkkapseln, Sehnen und Bändern. Störungen schon in einem dieser Systeme können zu Gangveränderungen führen wie auch zu bestimmten neurologischen und orthopädischen Erkrankungen.

Gangveränderungen

Bei Patienten mit Halbseitenlähmung (Hemiplegie) kann der **spastische** Gang beobachtet werden. Das betroffene Bein ist steif und wird nicht frei in der Hüfte, im Knie und im Fußgelenk gebeugt. Das Bein ist nach außen rotiert und wird unter Beschreibung eines Halbkreises vom Körper weg- und dann wieder herangeführt. Der Fuß schleift dabei über den Boden hinweg. Dieser Gang ist schon an seinem schlürfenden Geräusch zu erkennen.

Der Arm der betroffenen Seite ist schwach bis zu einem gewissen Grad steif, gebeugt und schwingt unnatürlich mit. Insgesamt kann der spastische Gang als langsam, steif und schlürfend bezeichnet werden; der Gleichgewichtssinn ist jedoch nicht beeinträchtigt.

Von einem **festinierenden** Gang sprechen wir bei Patienten mit Morbus Parkinson (Erkrankung von Nervenzellen in der Substantia nigra). Das Wort festinierend beschreibt den für diese Krankheit typischen Gang mit einer unfreiwilligen Beschleunigung der Ganggeschwindigkeit. Der Gang ist steif und schlürfend, der Oberkörper ist nach vorn gebeugt, und die Arme schwingen nicht mit. Die Patienten gehen in kurzen Schritten, und die Füße werden kaum vom Boden abgehoben. Da die Schritte immer schneller werden und die Schwierigkeit besteht, den Gangablauf zu beenden, ist die Gefahr gegeben, daß diese Patienten leicht fallen können. Außerdem besteht bei diesen Patienten die Schwierigkeit, aus dem Stand ins Gehen zu kommen.

Bei der **Ataxie** liegt eine Störung im Kontrollsystem für die Gelenkstellung vor. Der Patient ist hierbei von der Kenntnis der Position seiner Glieder enthoben. Die daraus resultierende Störung ist daher charakterisiert durch verschiedene Grade von Fehlkoordinationen. Typische Merkmale sind: abrupte Bewegungen, Aufstapfen mit den Füßen; die Beine werden breitbeinig aufgesetzt, um die Instabilität auszugleichen.

Betroffene Personen beobachten aufmerksam den Boden und ihre Füße. Die visuelle Kontrolle springt teilweise kompensierend für die Störung in den Propriorezeptoren ein. Wird ein Schritt vollzogen, so schnellen die Beine abrupt vor und auswärts. Die aufeinanderfolgenden Schritte sind unterschiedlich lang, der Körper ist leicht gebeugt, und das Gewicht wird häufig von dem Patienten auf einen Gehstock verlagert. Die Ataxie kann beispielsweise bei Kleinhirnerkrankungen, bei chronischem Alkoholismus oder im Endstadium der Geschlechtskrankheit Lues beobachtet werden.

Zum **Steppergang** kommt es durch eine Lähmung des Nervus peronaeus, der die Muskeln am Schienbein versorgt. Man

kann dabei eine Spitzfußstellung beobachten; der nach vorwärts geführte Fuß schleift außerdem mit der Zehenspitze
auf dem Boden. Um das Schleifen der Zehen zu verhindern,
muß der Patient sein Knie beim Gehen ungewöhnlich hoch
heben.

Ein disharmonischer Gang kann auch Folge eines
schmerzhaften Prozesses unterschiedlicher Ursachen sein.

Mit dem **Hinken** wird eine Belastungsverminderung der
unteren Extremität erreicht (Schmerzhinken). Beim Insuffizienzhinken besteht eine Schwäche der Hüftabspreizmuskulatur, durch deren relative Überlänge, z.B. durch Trochanter-
hochstand bei der Hüftgelenkluxation, oder aber auch durch
Lähmung dieser Muskulatur. Im Einbeinstand kommt es
dann zum Absacken des Beckens auf der gesunden Gegen-
seite (Trendelenburg-Zeichen).

Während des Ganges ist das gegenregulierende Pendeln
des Oberkörpers zu beobachten. Bei beidseitiger Muskelin-
suffizienz zeigt sich der typische „Enten- oder Watschel-
gang".

Zusammenfassung

Bei einem normalen Gang muß gewährleistet sein, daß aufrichtende Kräfte entgegen der Gravitationskraft vorhanden
sind und daß ein Schreiten möglich ist, ein adäquates Maß
an Gleichgewicht und ein Antrieb nach vorn müssen vorhanden sein. Jeder Mensch hat „seinen" Gang, an dem er
häufig schon aus einer gewissen Entfernung erkennbar ist
durch bestimmte individuelle Eigenschaften.
Die wesentliche Steuerung des Ganges erfolgt durch die
visuelle Kontrolle, durch das Gleichgewichtsorgan und
durch Rezeptoren in den Gelenkkapseln, Sehnen und Bän-

dern. Gangveränderungen können durch unterschiedliche Erkrankungen hervorgerufen werden: Bei Patienten mit Halbseitenlähmung (Hemiplegie) kann der spastische Gang beobachtet werden.

Von einem festinierenden Gang sprechen wir, wenn es – wie bei Patienten mit Morbus Parkinson – zu einer unfreiwilligen Beschleunigung der Ganggeschwindigkeit kommt.

Bei der Ataxie liegt eine Störung im Kontrollsystem für die Gelenkstellung vor. Zum Steppergang kommt es bei einer Lähmung des Nervus peronaeus.

Hinkt ein Mensch zur Entlastung eines Schmerzzustandes, so sprechen wir vom Schmerzhinken. Beim Insuffizienzhinken besteht eine Schwäche der Hüftabspreizmuskulatur.

Aufgaben

▶ Diskutieren Sie in der Gruppe über diese Abbildung (Abb. 10)!

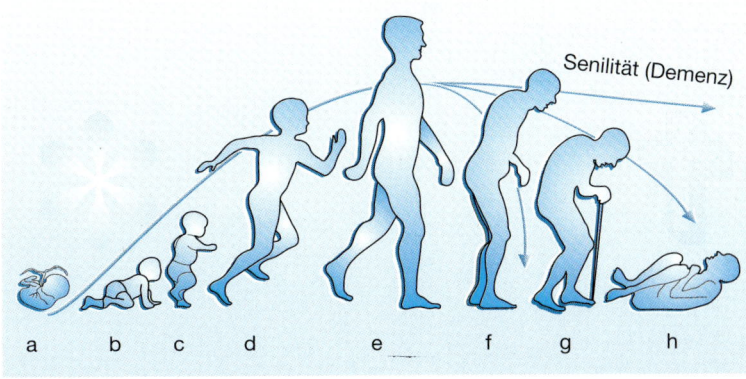

Abb. 10. Die Körperhaltung des Menschen im Verlauf seiner Entwicklung vom Embryo zum Greis

▶ Beschreiben Sie, wie sich der Gang von alten Menschen typischerweise verändern kann!

▶ Überlegen Sie, welche Gangart sich aus der Störung in einem oder mehreren Kontrollsystemen des Ganges entwickeln kann!

▶ Ahmen Sie folgende Gangarten nach:
- schleppend,
- hinkend rechts und links,
- schwankend.

Führen Sie diese Übungen in der Gruppe durch, und versuchen Sie herauszufinden, welche der Gangarten jeweils dargestellt wird!

Notizen

3 Gesichtsausdruck (Mimik)

Lernziele

- Herausstellen können, welche Rolle der Gesichtsausdruck im Rahmen der menschlichen Kommunikation spielt.
- Den Begriff „Maskierung" im Zusammenhang mit dem Gesichtsausdruck erklären können.
- Einige für bestimmte Krankheiten typische Gesichtsausdrucksformen beschreiben können.

Gesichtsmuskulatur und Mimik

Das Gesicht ist eines der wichtigsten Bezugspunkte im Rahmen der zwischenmenschlichen Kommunikation, was sich schon in der Mutter-Kind-Beziehung abzeichnet. Dabei spielt die Gesicht-zu-Gesicht-Orientierung eine große Rolle.

Einen Menschen erkennt man zuerst an seinem Gesicht, und über das Gesicht sendet der Mensch Signale.

Durch zahlreiche differenzierte Muskelzüge können bestimmte Teile des Gesichtes bewegt werden. Zum Beispiel können die Mundwinkel hochgezogen oder es kann die Stirn in Falten gelegt werden. Auf diese Weise können Freude, Trauer, Ärger oder Zustimmung ausgedrückt werden (Abb. 11).

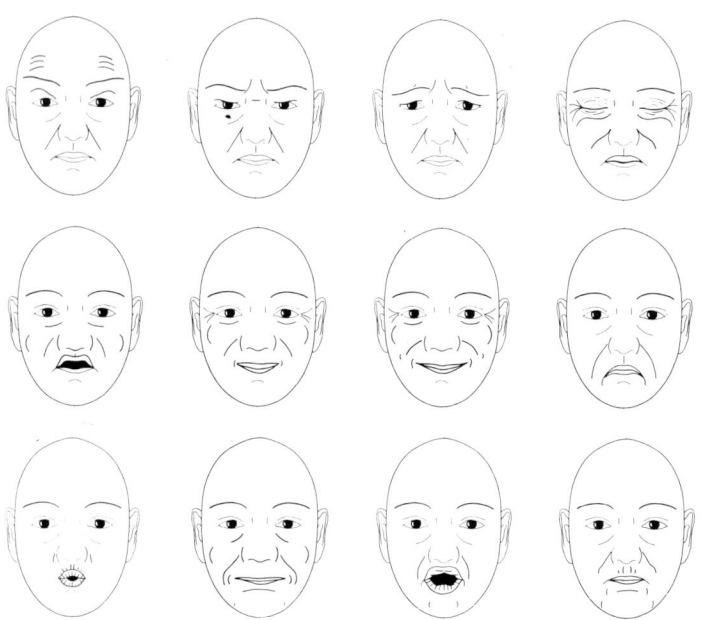

Abb. 11. Schematische Darstellung der Auswirkung der Kontraktionen der verschiedenen Gesichtsmuskeln. (Aus Eibl-Eibesfeld 1986)

Es ist überraschend, wie sehr sich die Gesichtsbewegungen in den verschiedenen Kulturen und bei den unterschiedlichen Rassen gleichen, obwohl die Ausdifferenzierung der Gesichtsmuskulatur große rassische Unterschiede aufweist.

Bei Australiern und Chinesen z. B. sind die Muskeln grob gebündelt im Gegensatz zu den Gesichtsmuskeln von Europäern (Abb. 12).

Die Zahl der möglichen Kombinationen des Zusammenspiels der mimischen Muskulatur ist sehr groß, jedoch schließen sich einige Kombinationen von vornherein aus. Das heißt aber nicht, daß antagonistische Muskeln im emotionalen Konfliktfall gleichzeitig kontrahiert werden können und

Nordchinese   **Australier**   **Nordeuropäer**

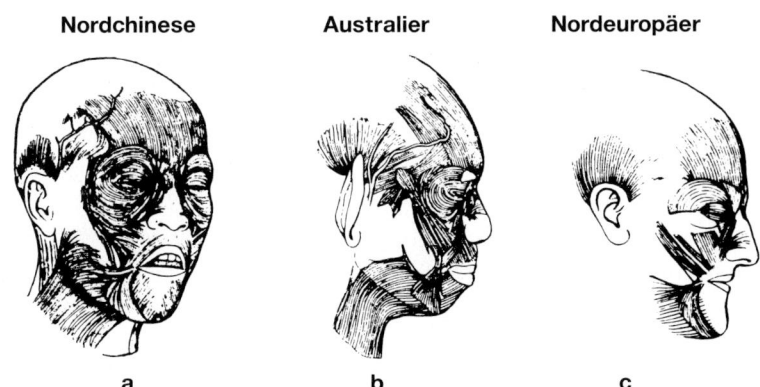

a   b   c

Abb. 12a–c. Unterschiedliche Ausgestaltung der Gesichtsmuskulatur bei verschiedenen Menschenrassen. (Aus Eibl-Eibesfeld 1986)

man das nicht sieht. Beispielsweise kann man lächeln und gleichzeitig dieses Lächeln durch Aktivieren anderer Muskeln unterdrücken. Durch die willkürliche Kontrolle der Gesichtsbewegungen können wir unseren Ausdruck kontrollieren und vermeiden, daß die wahren Intentionen ablesbar werden (Maskierung). Durch diese willentliche Beherrschung der Mimik und die damit mögliche Maskierung des Ausdrucks kann sicher in vielen Situationen das Zusammenleben von Menschen „erleichtert" werden.

Einhergehend mit bestimmten Emotionen und Ausdrükken sind Veränderungen der Hauttemperatur und der Pulsfrequenz feststellbar. Bei Ärger steigt die Pulsfrequenz, und die Hauttemperatur sinkt. Bei Freude steigen Hauttemperatur und Pulsfrequenz an, während bei Empfindung von Widerwillen beide Werte sinken.

Der Gesichtsausdruck wird wesentlich durch die Augen beeinflußt. Bereits in der Mutter-Kind-Beziehung spielt der Blickkontakt eine große Rolle. Blickkontakt vermittelt beim Sprechen den Eindruck der Authentizität und Glaubwürdigkeit; Wegblicken hingegen kann Unsicherheit über das

Gesagte zum Ausdruck bringen. Je sympathischer eine Person empfunden wird, desto stärker ist der Blickkontakt mit ihr.

Die Bedeutung der „Augensprache" wird durch den Kontakt zwischen Augenweiß und der Farbe der Iris betont. Das Augenweiß gestattet es, jede Augenbewegung des Gesprächspartners wahrzunehmen.

Außer der Augenbewegung kann auch eine Veränderung der Pupillenweite festgestellt werden. Normalerweise verengen sich die Pupillen gleichermaßen bei Lichteinfall und vergrößern sich bei Dunkelheit. Dieser Vorgang ist vergleichbar mit der Belichtungseinstellung beim Fotografieren. Verengung oder Erweiterung der Pupillen ist aber auch bei bestimmten emotionalen Einflüssen beobachtbar. Wird etwas wahrgenommen, das intensives Interesse auslöst, dann erweitern sich die Pupillen kurzfristig. Nehmen wir dagegen etwas wahr, was Ablehnung hervorruft, dann verengen sich die Pupillen.

Des weiteren spielt das Umfeld des Auges bei der „Augensprache" eine große Rolle. Wir können z. B. die Lidspalte verengen oder erweitern oder aber die Augenbrauen in verschiedenster Weise anheben. Abbildung 13 soll verdeutlichen, welche unterschiedlichen Ausdrucksformen durch das Brauenheben entstehen können und welche Rolle das Brauenheben in der zwischenmenschlichen Kommunikation spielt.

Krankhafte Veränderungen des Gesichtsausdrucks

Die Mimik des Menschen wird vom limbischen System (miteinander in Verbindung stehende Teile des ZNS) und der Großhirnrinde kontrolliert. Störungen in diesem Bereich, z. B. hervorgerufen durch raumfordernde Prozesse, können Veränderungen des Gesichtsausdrucks hervorrufen.

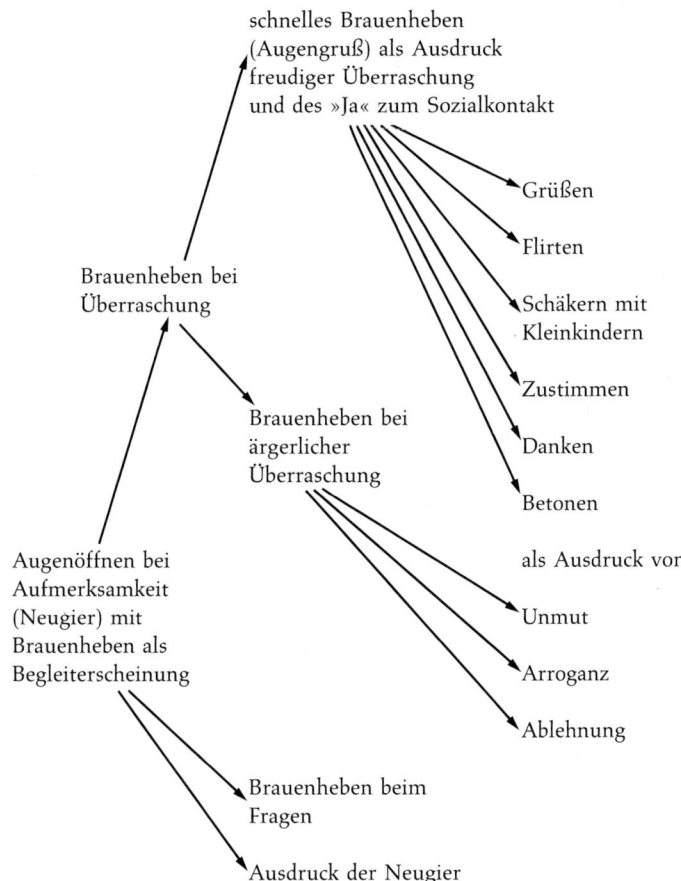

Abb. 13. Ableitung und die verschiedenen Ausdrucksfunktionen des Brauenhebens. (Aus Eibl-Eibesfeld 1986)

Außerdem gibt es bestimmte Erkrankungen, die mit einem ganz spezifischen Gesichtsausdruck einhergehen. Ist man in der Krankenbeobachtung geübt, so wird man evtl.

vom Gesichtsausdruck des Patienten ausgehend, auf die entsprechende Erkrankung schließen können. In diesem Rahmen kann nur eine Auswahl von krankheitsspezifischen Gesichtsausdrücken berücksichtigt werden:
Leidet ein Patient an einer schwerwiegenden Erkrankung des Abdomens, z. B. an einer Bauchfellentzündung, kann bei ihm ein spitzes Gesicht beobachtet werden, die Wangen sind eingefallen, die Augen dunkel umrandet, die Lippen sind trocken, und der Blick ist ängstlich und verstört (*Facies abdominalis*; *Facies*: Gesicht).

Bei Patienten mit einem chronischen Magenleiden ist dieses häufig schon am Gesicht erkennbar, u. a. an der Nasolabialfalte, einer Hautfalte, die von der Gegend der Nasenflügel zum Mundwinkel zieht. Das Gesicht ist schmal, die Wangen sind eingefallen (*Facies gastrica*). Bei einer Erkrankung der Nebennierenrinde (*Morbus Cushing*) kann das sog. Mondgesicht (*Facies lunata*) beobachtet werden. Die Patienten haben ein rundliches aufgetriebenes Gesicht, was auch infolge einer länger andauernden Kortisonbehandlung auftreten kann.

Charakteristisch ist der Gesichtsausdruck bei Kindern mit Keuchhusten. Sie sehen müde aus, haben geschwollene Augenlieder und ihre Augen sind feucht und glänzend (*Facies pertussica*). Bei Gesichtslähmungen fehlt die Mimik, die Gesichtsmuskeln sind schlaff, dadurch wirkt das Gesicht ausdruckslos (*Facies paralytica*).

Ist ein Patient an Wundstarrkrampf (*Tetanus*) erkrankt, einer Erkrankung, die aufgrund der Tetanusprophylaxe seltener geworden ist, kann bei ihm eine starre Gesichtsmuskulatur beobachtet werden. Es besteht eine Kieferklemme (*Trismus*), hervorgerufen durch einen Krampf der Kaumuskulatur. Dadurch wirkt der Mund verzerrt wie beim Lachen (*Facies tetanica*).

Im Rahmen der Krankenbeobachtung müssen selbstverständlich auch die verschiedenen Gesichtsausdrucksformen der psychischen Erkrankungen und der Veränderungen bei langandauernden Schmerzzuständen Berücksichtigung finden.

Zusammenfassung

Das Gesicht ist eines der wichtigsten Bezugspunkte im Rahmen der zwischenmenschlichen Kommunikation. Durch zahlreiche Muskelzüge können bestimmte Teile des Gesichtes bewegt werden, so daß auf diese Weise Freude, Ärger oder Zustimmung zum Ausdruck kommen. Einhergehend mit bestimmten Emotionen und Ausdrücken können Veränderungen der Pulsfrequenz und der Hauttemperatur festgestellt werden.

Der Gesichtsausdruck wird entscheidend durch die Augen eines Menschen geprägt. Im Rahmen der Kommunikation spielen der Blickkontakt, die Augenbewegungen, das Öffnen und Schließen der Lidspalte, und das Brauenheben eine wichtige Rolle.

Bestimmte Erkrankungen gehen mit typischen Gesichtsausdrucksformen einher:

Facies abdominalis: bei schwerwiegenden Erkrankungen des Abdomens;

Facies gastrica: bei chronischem Magenleiden;

Facies lunata: bei Erkrankung der Nebennierenrinde und bei Kortisontherapie;

Facies pertussica: bei Keuchhusten;

Facies paralytica: bei Gesichtslähmungen;

Facies tetanica: bei Wundstarrkrampf.

Ist man in Krankenbeobachtung geübt, so wird man anhand des Gesichtsausdrucks eines Patienten evtl. schon auf seine psychische Verfassung, seine Schmerzsituation oder aber auf ganz bestimmte Erkrankungen schließen können.

Aufgaben

▶ Versuchen Sie, vor dem Spiegel verschiedene Gesichtsausdrucksformen darzustellen! Verändert sich dabei etwas an
Ihrer Stimmungslage?

▶ Üben Sie sich im „Lesen" der Mimik von Patienten und
beobachten Sie dabei verstärkt Patienten, die sich verbal
nur wenig oder gar nicht äußern können, z. B. ausländi-
sche Patienten oder Patienten, die aufgrund ihrer Erkrankung in der verbalen Äußerung eingeschränkt sind.

▶ Zeichnen Sie in die Gesichter (Abb. 14) die noch fehlenden Pupillen ein, und vergleichen Sie bitte danach die
Zeichnungen mit denen der MitschülerInnen, nachdem
auch diese die Aufgabe durchgeführt haben! Was stellen
Sie fest?

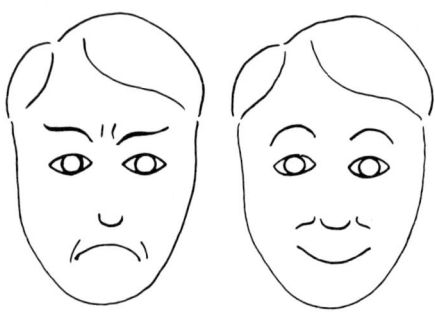

Abb. 14. Verschiedene Gesichtsausdrucksformen und Stimmungen. (Aus
Eibl-Eibesfeld 1986)

Notizen

4 Stimme – Sprache

Stimme

Die Stimme eines jeden Menschen ist unterschiedlich, wobei an der Stimme das Fühlen und Wollen des Sprechenden erkennbar ist.

Die Härte oder die Weichheit der Stimme, die Sprachmelodie, sowie das An- und Abschwellen der Stimme können Ausdruck sein für die momentane Verfassung des Sprechenden. Die Aussage, „Es verschlägt jemandem die Stimme", macht das deutlich. Ist ein Mensch „verstimmt", so ist das evtl. an einer Abweichung vom normalen Stimmklang erkennbar. Beim aufmerksamen Hinhören lassen sich also Stimmveränderungen wahrnehmen, die Auskunft geben können über die momentane psychische Verfassung oder auf Störungen an den stimmbildenden Organen hinweisen.

Stimmbildung

Das wichtigste Organ für die Stimmbildung ist der Kehlkopf, der als ein Rohr beschrieben werden kann. Im Inneren wird der Kehlkopf durch zwei horizontal von vorn nach hinten verlaufende Bänder, den Stimmlippen durchzogen. Seitlich am Rand der Stimmlippen befinden sich die Stimmbänder. Durch die Stimmlippen wird der Kehlkopf zu einem schmalen Schlitz verengt, zur Stimmritze (Glottis). Die beiden Stimmlippen enden jeweils hinten an einem kleinen beweglichen Knorpel, dem Stellknorpel.

Durch Zug der angreifenden Muskelpaare an diesen Stellknorpeln können die Stimmlippen verlagert werden und somit eine Mittel- oder Seitenstellung einnehmen.

Die Stimmlippen stehen bei der Atmung in Seitenstellung, wobei dann die Glottis weit geöffnet ist (s. Abb. 15). Während der Stimmgebung (Phonation) und auch beim Schluckakt wird die Glottis durch die Stellung der Stimmlippen zu einem Spalt verengt oder sogar ganz geschlossen (s. Abb. 15).

Ein Ton entsteht immer dann, wenn beim Ausatmen der Luftstrom durch eine fast geschlossene Stimmritze hindurchgepreßt wird. Die Stimmlippen geraten dann in Schwingungen, ca. 50–1 000 mal/sec., und dabei werden Schallwellen erzeugt.

Die Tonhöhe wird überwiegend durch die Länge der Stimmbänder bestimmt, ebenso durch die unterschiedlich starke Spannung der Stimmlippen.

Die Lautstärke der Stimme ist abhängig von der Geschwindigkeit und Kraft des Luftstromes. Die Hohlräume des Rachens, der Mund- und Nasenhöhle wirken als Resonanzboden, so daß hier der Kehlkopfton umgeformt wird in die individuelle Klangfarbe eines jeden Menschen.

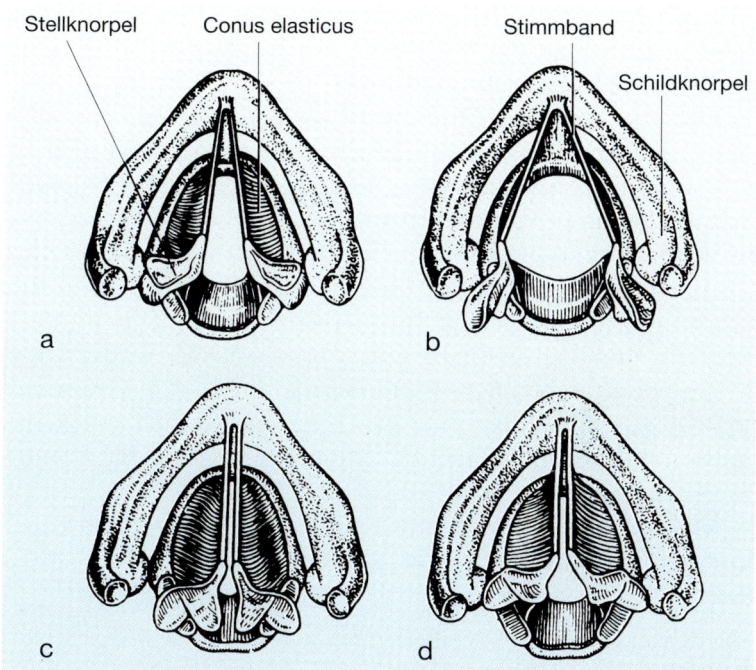

Abb. 15 a–d. Blick auf die Stimmritze von oben. (Aus Spornitz 1993) **a** normale Ruheatmung, **b** forcierte Atmung, **c** Phonation (Stimmbildung), **d** Flüstersprache

Die Entwicklung der Stimme

Die erste hörbare Lebensäußerung eines Säuglings ist sein erster Schrei gleich nach der Geburt. Im Rahmen der allgemeinen Entwicklung gewinnt die Säuglingsstimme ab dem 3. Lebensmonat an Charakteristik. Die Stimme entwickelt sich weiter und nimmt an Stimmumfang zu, wobei der Stimmwechsel bei den Mädchen um das 13. Lebensjahr und bei den Jungen um das 14. Lebensjahr herum einsetzt. Die Sprechstimme sinkt bei den Mädchen dann etwa um einen Terz, bei den Jungen um etwa eine Oktave. Die Ursache für den Stimmwechsel ist das Wachstum des Kehlkopfes unter dem Einfluß der Keimdrüsenhormone.

Der Abschluß des Stimmwechsels bedeutet jedoch nicht, daß die Stimmentwicklung abgeschlossen ist, denn anfänglich sinkt die Stimmlage weiterhin und stabilisiert sich später. Wie alle anderen Funktionen verändert sich auch die Stimme im Alter, was individuell sehr verschieden ist. Am auffälligsten geschieht das bei der Frau im Zusammenhang mit der hormonellen Umstellung in der Menopause. Die mittlere Sprechstimmlage sinkt ab und wird unsicher, wobei beim Mann der altersbedingte Stimmwandel oft erst im Greisenalter einsetzt. Im Gegensatz zur Frau erhöht sich meist die mittlere Stimmsprechlage, der Stimmumfang und die Stimmkraft nehmen ab.

Mit einem gezielten Stimmtraining von früh an, kann eine kommunikationsfähige und schöne Stimme bis ins hohe Alter erhalten bleiben.

Stimmveränderungen

Die Stimme kann durch unterschiedlichste Ursachen verändert sein. Stimmveränderungen können einerseits in der Psyche eines Menschen begründet sein, oder es liegen krankhafte Ursachen an den stimmbildenden Organen vor. In diesem Zusammenhang wird im Rahmen der Krankenbeobachtung häufig Heiserkeit ein auffälliges Zeichen sein, z.B. bei einer Kehlkopfentzündung (Laryngitis). Durch die veränderte Schleimhaut wird die Schwingfähigkeit der Stimmlippen beeinflußt, so daß die Stimme heiser klingt. Wir sprechen von einer „Belegtheit" der Stimme, die in völlige Tonlosigkeit (Aphonie) übergehen kann. Die akute Laryngitis ist meist eine Begleiterscheinung bei einem Virusinfekt der oberen und unteren Luftwege, häufig einhergehend mit einem Schnupfen oder einer Bronchitis.

Auch ohne Krankheitserreger kann es zu einer Kehlkopfentzündung kommen, z. B. wenn die Schleimhäute durch Rauch oder Gase gereizt – oder aber übermäßig durch Sprechen beansprucht werden. Die Stimmlippen müssen dann durch Sprechverbot ruhiggestellt werden und ebenso wichtig ist es, dann zusätzliche Reize, wie trockene Zimmerluft oder Rauchen zu vermeiden.

Eine große Chance in der Früherkennung eines bösartigen Kehlkopftumors liegt darin, die schon im Frühstadium auftretende Heiserkeit sofort abklären zu lassen. Heiserkeit entsteht meistens schon dann, wenn der Tumor kaum Linsengröße erreicht hat. Wird dann unverzüglich mit einer entsprechenden Therapie begonnen, so sind die Heilungsaussichten sehr groß.

Veränderungen der Stimme können auch durch Schädigung der Nerven, die für die Öffnungs- und Schließbewegungen der Stimmlippen verantwortlich sind, verursacht werden. Das kann zur Folge haben, daß die Stimmritze nicht geschlossen werden kann, weil die Stimmbänder aufgrund einer Lähmung in der Öffnungsstellung verbleiben oder umgekehrt, die Stimmritze nicht geöffnet werden kann.

Kann die Stimmritze nicht geschlossen werden, so wird man hochgradige Heiserkeit oder Tonlosigkeit feststellen. Andernfalls, wenn die Stimmritze hingegen nicht geöffnet werden kann, beispielsweise wenn die Nerven beider Stimmlippen betroffen sind, kommt es zu hochgradiger Atemnot bei noch erhaltener Stimmfunktion.

Die Nerven können durch eine Entzündung, durch Tumore oder durch Verletzungen geschädigt worden sein.

Von einer psychogenen Aphonie sprechen wir, wenn aufgrund einer seelischen Ursache die Stimmritze nicht geschlossen werden kann. Die Patienten leiden unter einer „Sperre", so daß es ihnen nicht möglich ist zu sprechen, obwohl die Kehlkopfmuskulatur intakt ist, ebenso wie die Nervenleistung.

Hierbei ist eine Psychotherapie angezeigt.

> Anhaltend schädlich auf das stimmbildende Organ wirken Rauchen, berufliche Gifte und Überanstrengung der Stimme.

Sprache

Das wichtigste und gebräuchlichste Mittel für die Kommunikation ist die Sprache.

Um die Sprache gebrauchen zu können, muß ein Mensch die Fähigkeit haben, zuzuhören, zu lesen und zu schreiben. Sprache soll einen Sinn haben und setzt somit Denkfähigkeit voraus.

Ganz wichtig bei der Sprache ist nicht nur das *was* gesagt wird, sondern auch *wie* etwas gesagt wird, indem man dem Gesagten durch entsprechende Sprechgeschwindigkeit, Tonhöhe oder durch den Tonfall die gewünschte Bedeutung gibt.

Die Wortwahl eines Menschen wird erheblich bestimmt durch sein Bildungsniveau oder durch sein soziales Umfeld, in dem er lebt.

Schichtspezifische Erziehung kann der Grund dafür sein, daß Menschen aus der Mittel- und Oberschicht über einen größeren Wortschatz verfügen.

Um eine normale Sprache entwickeln zu können, sind entsprechende entwicklungspsychologische und anatomisch-physiologische Voraussetzungen nötig.

Sprachentwicklung

Gewöhnlich beginnt ein Säugling von der 4.–7. Lebenswoche an mit seinen Sprechwerkzeugen zu spielen, wobei unterschiedliche Laute oder kurze Vokalfolgen zu hören sind. Daraus entwickeln sich bis zum ersten Lebensjahr ganze Lallmonologe. Schon im 8. und 9. Lebensmonat beginnen die Säuglinge mit der Nachahmung von einzelnen Silben oder gar Wörtern. Die Fähigkeit zum Sprechen wächst allmählich aus der Wechselwirkung des Wahrgenommenen, der Umwelt und den eigenen Fähigkeiten heran. Allerdings sind die ersten Anfänge des selbständigen Sprechens selten vor dem 2. Lebensjahr zu beobachten.

Die Schnelligkeit und Genauigkeit der Sprachentwicklung ist abhängig von der Sprechlust des Kindes, seiner Sprechgeschicklichkeit und von seinem Wortgedächtnis. Eine große Rolle in diesem Lernprozeß spielen auch die Sprachvorbilder, wie die Eltern oder Geschwister des Kindes.

Hat ein Kind etwa das 4. Lebensjahr erreicht, ist es normalerweise imstande, sich verständlich zu machen und ist fähig, die einzelnen Laute korrekt zu artikulieren. Die Sprache eines jeden Menschen kann sich nur dann voll entfalten, wenn seine Umgebung dafür günstig und förderlich ist.

Die Fähigkeit zu sprechen, zählt zu den höheren Hirnleistungsfunktionen und ist somit abhängig von der normalen Entwicklung und einer ungestörten Funktion des Gehirns.

Sprachstörungen müssen jedoch nicht immer in einer gestörten Hirnfunktion begründet sein, sondern können auch durch viele andere Ursachen hervorgerufen werden. Z.B. kann auch eine Hörstörung vorliegen, was eine fehlerhafte Nachahmung zur Folge hat, oder aber es liegen anatomische Fehlanlagen des Endorgans „Sprachapparat" vor.

Sprachstörungen

Im Rahmen dieses Kapitels der Krankenbeobachtung kann nur eine kleine Auswahl von Sprachstörungen Berücksichtigung finden.

Eine häufig zu beobachtende Sprachstörung ist das Lispeln (Sigmatismus), wobei die Zunge bei der Bildung der S- und Zischlaute „fehlerhaft" betätigt wird. Eine andere Sprachstörung, bei der die einzelnen Laute nicht richtig gebildet – oder fehlerhaft ausgesprochen werden, bezeichnen wir als Stammeln (Dyslalie). In beiden Fällen muß an eine mögliche Hörstörung gedacht werden.

Beim Stottern (Balbuties) liegt die Störung im gesamten Redeablauf und in der Koordination der Muskeln, die beim Sprechen gleichzeitig betätigt werden müssen. Die Ursache für das Stottern kann in einem ererbten frühkindlichen Hirnschaden begründet liegen oder aber als psychogene Störung angesehen werden. Eine Störung der Sprache bei erhaltener Funktion der zum Sprechen benötigten Muskulatur bezeichnen wir als Aphasie. In diesem Kapitel soll nur auf die sensorische Aphasie (die Störung liegt im sensorischen Sprachzentrum) und die motorische Aphasie (die Störung liegt im motorischen Sprachzentrum) eingegangen werden. Bei der sensorischen Aphasie wird die Sprache gut artikuliert und klingt melodisch, jedoch ist der Satzbau gekennzeichnet durch eine fehlerhafte Kombination und Stellung von Wörtern, Satzabbrüchen und falschen Endungsformen.

Beispiel aus Poeck 1982 (S. 111):
Untersucher: Sie waren doch Polizist, haben Sie mal einen festgenommen?
Patient: Na ja ... das ist so ... wenn Sie einen treffen draußen abends ... das ist ja ... und der Mann wird jetzt versucht ... als wenn er irgendwas festgestellen hat ungefähr ... ehe sich macht ich ... ich kann aber noch

nicht amtlich ... jetzt muß er sein Beweis nachweisen ... den hat er nicht ... also ist er fest ... und wird erst sichergestellt festgemacht ... der wird erst festgestellt werden und dann wird festgestellt was sich dort vorgetragen hat ... nicht ... erst dann ... ist ein Beweis mit seinen Papier daß er nachweisen kann ... ich kann ihm aber nicht nachweisen ... wird aber bloß festgestellt vorläufig ... aber er kann laufen.

In dem folgenden Beispiel überwiegen *phonematische Paraphasien:*
Untersucher: Können Sie mich eigentlich gut verstehen?
Patient: ich brauch unbedingt die Helfen des Seren ... ah ... das mir die Möglichkeit gibt der Intolationen zu verarbeitnen und anzuweitnen ... die ich ohne ... z. B. mit geschlognen Augnen gar nicht mehr benutzen könnte. Da wird also das gleich ... das gleich ... äh ... exkult ... verschieden.

Das Sprachverständnis ist hierbei erheblich beeinträchtigt, und die Patienten erfassen das Gesprochene des Gesprächspartners nur ungefähr. Formal scheint ein Dialog zu entstehen, wobei dieser so wirkt, als würden beide Gesprächspartner verschiedene Sprachen benutzen, die sie wechselseitig nicht verstehen.

Bei der motorischen Aphasie sprechen die Patienten spontan fast gar nicht und nur zögernd nach Aufforderung, indem sie nach Worten ringen und diese abgehackt und undeutlich hervorbringen. Die Wörter sind verändert, es werden einzelne Silben ausgelassen, umgestellt oder entstellt.

Beispiel aus Poeck 1982 (S. 110):
Beispiel aus einem Interview:
Untersucher: Wie hat das denn angefangen mit Ihrer Krankheit?
Patient: meine Frau und ich ... schwimmen ... und war Badeun .. eh .. eh .. eh ... Ba .. de .. un .... ah .... nein
Untersucher: doch stimmt .. Bade .. un .....
Patient: nein
Untersucher: Badeunfall
Patient: Unfall ja .. nicht ... und zwar ... meine Frau und ich eh .. eh .. eh ... Badeanstalt .... und dann schwimmen ... einmalig ... nicht ... eh .. eh .. eh .. prima .. eh .. eh .. Wasser .. nicht ... und dann eh .. eh .. eh .. dann ... eh ... Beterbrett .. und zwar runtergesprungen ... untata .. getaucht .. und dann eh .. eh ... Wasser auch ... eh .. eh .. eh .. und dann eh .. eh ... ich auf einmal weg .. weg ... also .. belwustlos

Abb. 16 a, b. Sprechtafel[1] (aus Jecklin 1992) ▶

Im Rahmen der Kommunikation mit sprachgestörten Patienten kann eine „Sprechtafel" (s. Abb. 16) sehr hilfreich sein. Auf der einen Seite solch einer Sprechtafel befinden sich Symbole aus dem täglichen Leben der Kranken, und auf der anderen Seite sind Begriffe, wie Tätigkeiten, emotionale Aussagen oder örtliche Hinweise zu lesen. Der Patient kann auf die entsprechenden Felder zeigen und damit seine Wünsche äußern. Ist ein Patient nicht imstande, dieses selbst zu tun, so kann die Pflegeperson auf das entsprechende Feld oder Wort zeigen und der Patient mit einer ihm möglichen Äußerung wie Augen- und Kopfbewegung Zustimmung oder Verneinung ausdrücken:

Zusammenfassung

Die Stimme eines jeden Menschen ist unterschiedlich. Einem aufmerksamen Zuhörer fallen Veränderungen der Stimme sofort auf, wobei diese krankhafte Ursachen haben können oder aber man kann an ihnen die Stimmungslage eines Menschen erkennen.

Das wichtigste Organ für die Stimmbildung ist der Kehlkopf mit seinen Stimmlippen und Stimmbändern. Durch die Stellung der Stimmlippen wird die Stimmritze bei der Atmung geöffnet und bei der Stimmgebung zu einem Spalt verengt. Ein Ton entsteht dann, wenn beim Ausatmen der Luftstrom durch eine fast geschlossene Stimmritze hindurchgepreßt wird.

---

1 Bezug der Original-Sprechtafel bei: Frau A. Seeger, Oberdorf 30, 4458 Eptingen (Schweiz)

a

dreh die Tafel um / **Hilfe!**	**Medikament**	**Rollstuhl**	zähne- putzen	**trinken**	**Zeitung**	**Jacke**
Schwester	**schlafen**	**Gehhilfe**	**mundspülen**	**Fruchtsaft**	**Buch**	**Schlafrock**
Arzt	Kopfende hoch / nieder **Fußende**	auf zu **Türe**	**kämmen**	**Tee/Kaffee**	**Radio**	**Hausschuhe**
Bettschüssel	**Kissen**	auf zu **Fenster**	**Zeit**	warm kalt **Wasser**	**Fernseher**	**Socken**
Toilette	**Decke/ Leintuch**	**waschen**	**Taschentuch**	**Brille**	**Telefon**	**Datum**
heiß kalt	an aus **Licht**	**Bad/Dusche**	**essen**	**Illustrierte**	**Pyjama**	**Geld**

b

	O	1	2	3	4	5	6	7	8	9	
A	dreh die Tafel um	ich liebe dich	ja	schmerzt	waschen	pflegen	kratzen	nein	Doris	lies mir vor	Z
B	Schmerz-mittel	es geht gut	Kopf	Mund	Kinn	Brüste	Gesäß	Arm	Willi	sprich mit mir	Y
C	Nasen-spray	ich bin traurig	Stirne	Lippen	Ohren	Magen	Beine	Ellbogen	Ursula	ich bin müde	X
D	Ohren-tropfen	laß mich nicht allein	Augen	Zähne	Nacken	Bauch	Knie	Hand	Edi	ich will schlafen	W
E	Augen-tropfen	ich habe Angst	Wange	Gaumen	Schulter	Vagina	Füße	Finger	Kurt	laß mich allein	V
F	Laxativ	es würgt mich	Nase	Zunge	Brust	Rücken	Zehe	Nägel	Christin	brauche Bewegung	U
G	an	aus	vorne	hinten	links	rechts	oben	unten	innen	außen	T
H	I	J	K	L	M	N	O	P	Q	R	S

die einzelnen Begriffe und Namen sind austauschbar

Die Stimme eines jeden Menschen verändert sich im Laufe des Lebens. Der Stimmwechsel setzt bei den Mädchen um das 13. Lebensjahr, bei den Jungen etwa um das 14. Lebensjahr ein, im Rahmen der Pubertät, wobei sich die Stimmlage dann weiterhin stabilisiert.

Stimmveränderungen können psychisch oder organisch bedingt sein: Ein wichtiges Symptom dabei ist die Heiserkeit, die bei entzündlichen Erkrankungen des Kehlkopfes auftritt, aber auch ein Hinweis sein kann für einen Kehlkopftumor.

Von einer psychogenen Aphonie sprechen wir, wenn ein Patient aufgrund einer psychischen Ursache nicht imstande ist sich stimmlich zu äußern, obwohl keine organischen Veränderungen vorliegen.

Während die normale Stimmbildung abhängig ist von den anatomisch-physiologischen Gegebenheiten, muß ein Mensch, um das wichtigste Kommunikationsmittel „Sprache" gebrauchen zu können, bestimmte intellektuelle Fähigkeiten besitzen; denn Sprache soll einen Sinn haben und setzt somit Denkfähigkeit voraus.

Die Wortwahl und der Wortschatz eines Menschen werden erheblich bestimmt durch sein Bildungsniveau oder durch sein soziales Umfeld in dem er lebt. Die Sprachentwicklung im Kindesalter verläuft unterschiedlich, je nach Sprachgeschicklichkeit, Wortgedächtnis oder Sprachvorbildern eines Kindes, wobei ein Kind normalerweise im 4. Lebensjahr imstande ist, sich verständlich zu machen.

Sprachstörungen können in einer gestörten Hirnfunktion begründet liegen oder aber es bestehen anatomische Fehlanlagen am Sprechapparat. Auch kann eine Hörstörung eine fehlerhafte Nachahmung zur Folge haben.

Häufig zu beobachtende Sprachstörungen sind das Lispeln, das Stammeln und das Stottern. Hierbei liegt meistens die Störung im gesamten Redeablauf und in der Koordination der Muskeln, die beim Sprechen gleichzeitig betätigt werden müssen.

Eine Störung der Sprache bei erhaltener Funktion der zum Sprechen benötigten Muskulatur bezeichnen wir als Aphasie. Bei der sensorischen Aphasie versteht der Patient nicht was er hört und spricht, daher kommt es zum sinnlosen Aneinanderreihen von Worten und Sätzen. Bei der Störung im motorischen Sprachzentrum (motorische Aphasie), versteht der Patient zwar was er hört, findet jedoch nicht die richtigen Worte.

Aufgaben

▶ Achten sie auf die unterschiedlichen Stimmen von Freunden, Kollegen und Patienten. Wie wirkt die jeweilige Stimme auf Sie?

▶ Versuchen Sie, während der Einatmung das Alphabet aufzusagen. Welche Schwierigkeiten ergeben sich dabei?

▶ Stellen Sie sich vor, Sie seien für einen längeren Zeitraum nicht imstande, sich sprachlich zu äußern. Entwerfen Sie eine Sprechtafel mit Symbolen und Worten, die dann für Sie von großer Wichtigkeit wären.

Notizen

5 Bewußtseinslage

Lernziele

- Bewußtseinsstadien nennen – und ihre typischen Merkmale herausstellen können.
- Erkrankungen aufzählen können, die mit einer veränderten Bewußtseinslage einhergehen können.
- Die Bedeutung der Krankenbeobachtung für Patienten mit einer gestörten Bewußtseinslage darstellen können.

Ist ein Mensch bei vollem Bewußtsein, so ist damit die Gesamtheit seines momentanen Erlebens gemeint, er besitzt Kontrollfähigkeit und verfügt über volle Bewußtseinsklarheit. Die Beobachtung der Bewußtseinslage ist von besonderer Bedeutung, da Patienten mit veränderter Bewußtseinslage einer intensiven Betreuung bedürfen. Während des Zustandes einer veränderten Bewußtseinslage soll der Patient größtmögliche Sicherheit erfahren und keinen Schaden nehmen.

Eine Störung des Bewußtseins kann durch eine Verzögerung oder durch das Fehlen von Reaktionen auf äußere Reize gekennzeichnet sein.

Jede Bewußtseinsstörung ist ein Alarmzeichen, und bei den ersten beobachtbaren Anzeichen muß ein Arzt benachrichtigt werden, denn jede Bewußtseinsstörung ist potentiell lebensgefährlich.

Bewußtseinsstörungen

Das Bewußtsein kann in unterschiedlicher Stärke eingetrübt sein. Üblicherweise werden vier Stadien unterschieden, die jedoch fließend ineinander übergehen können.
Wird bei einen Patienten beobachtet, wie sich sein Denken, Sprechen und Handeln verlangsamt, einhergehend mit Orientierungsschwierigkeiten, so sprechen wir von *Benommenheit*. Der Patient ist jedoch, falls er schläft, weckbar, es sind Reflexe (Reflex=physiologische unwillkürlich ablaufende Vorgänge als Antwort auf einen Reiz) vorhanden und seine Pupillen reagieren entsprechend auf Lichteinfall.
Die Benommenheit kann sich steigern und in *Somnolenz* (Schläfrigkeit) übergehen. Der Patient reagiert zwar auf äußere Einflüsse, ist jedoch nur schwer weckbar, und ein Gespräch ist nicht mehr möglich, wobei die Reflexe vorhanden sind und die Pupillen auf Licht reagieren.
Verfällt ein Patient in einen tiefschlafähnlichen Zustand, so bezeichnen wir diesen Zustand als *Sopor* (tiefer Schlaf). Nur noch stärkere Reize, wie Schmerzreize, führen zu kurzfristigem Erwachen. Aber auch in diesem Stadium sind noch Reflexe vorhanden, und die Pupillen reagieren auf Lichteinfall.
Dieser Zustand kann in völlige Bewußtlosigkeit, in ein *Koma* übergehen, wobei selbst auf starke Reize keine Reaktionen erfolgen. Die Pupillen reagieren je nach Komatiefe und die Reflexe lassen sich entsprechend der Komatiefe auslösen.

Ursachen für Bewußtseinsstörungen

Bewußtseinsstörungen können vielerlei Gründe haben. Jeder Störung liegt jedoch eine schädigende Einwirkung auf das Gehirn zugrunde.

Eine Ursache können Stoffwechselstörungen sein: Eine Entgleisung des Blutzuckers beim Diabetes mellitus kann die Entstehung eines diabetischen Komas zur Folge haben. Dabei können die Blutzuckerwerte über 500mg% ansteigen (Normwert 80–120mg%), und im Blut entstehen reichlich Ketonkörper, die eine Übersäuerung des Blutes bewirken. Langsam kann sich nach einer Bewußtseinseintrübung eine tiefe Bewußtlosigkeit entwickeln.

Ein Koma kann auch durch die im Blut erhöhten harnpflichtigen Substanzen (Ammoniak, Harnstoff) entstehen, die normalerweise bei ausreichender Nierenfunktion über den Urin ausgeschieden werden. Liegt eine starke Nierenschädigung vor, so ist die physiologische Ausscheidung dieser für den Körper giftigen Substanzen nicht mehr gewährleistet, und der Patient kann in das urämische Koma fallen, das mit einem urinösen Atemgeruch einhergeht. Während die Bewußtseinsstörung beim diabetischen und urämischen Koma durch verstärkte Anhäufung giftiger körpereigener Stoffwechselprodukte im Blut hervorgerufen wird, können auch giftige vom Patienten eingenommene, bzw. eingeatmete Substanzen, wie Medikamente, Drogen oder Kohlenmonoxid, eine Veränderung der Bewußtseinslage hervorrufen. Das Bewußtsein wird je nach Menge, Stärke und Einwirkungsdauer beeinträchtigt.

Auch unmittelbare Gehirnschäden wirken sich häufig auf die Bewußtseinslage aus: So z.B. zerebrale Durchblutungsstörungen, Tumore oder Entzündungen die mit einer Erhöhung des intrakraniellen Drucks einhergehen.

Nach einer Gehirnerschütterung kann eine Lücke im Erinnerungsvermögen eintreten, wobei sich der Patient häufig nicht an den Unfallhergang und nicht an einen bestimmten Zeitraum vor dem Unfall erinnern kann (retrograde Amnesie).

Zusammenfassung

Ist ein Mensch bei vollem Bewußtsein, so umfaßt das die Gesamtheit seines momentanen Erlebens, er besitzt Kontrollfähigkeit, und er verfügt über volle Bewußtseinsklarheit.

Es gibt zahlreiche Ursachen, die zu einer Veränderung der Bewußtseinslage führen könen. Die Stadien der Bewußtseinsstörungen, die fließend ineinander übergehen können, werden üblicherweise folgendermaßen eingeteilt:

- Benommenheit,
- Somnolenz,
- Sopor,
- Koma.

Stoffwechselstörungen, die mit einem Anstieg von körpereigenen giftigen Stoffwechselprodukten im Blut einhergehen, können beim Patienten einen komatösen Zustand auslösen (diabetisches Koma, urämisches Koma), ebenso giftige Substanzen, die der Patient einnimmt oder einatmet.

Auch unmittelbare Gehirnschäden, verursacht durch verminderte Durchblutung, einen Tumor, eine Entzündung oder eine Erschütterung, wirken sich häufig auf die Bewußtseinslage aus.

Aufgaben

▶ Bitte bezeichnen Sie in der Tabelle 1 (Spalte „Stadium") die einzelnen Bewußtseinsstadien.

Tabelle 1. Bewußtseinsstadien und Befunde (nach Huber 1989)

Stadium Reaktionen des Patienten Sprache	Sensibilität	Motorik
adäquate Antwort, prompt, spontan, normal, Mimik differenziert, Befehle werden sofort ausgeführt	spürt schon leichte Berührung mit den Fingerspitzen	bewegt spontan und seitengleich
zeitlich und örtlich desorientiert, sehr gut weckbar, oft schweigend, Befehle werden verzögert ausgeführt, Mimik differenziert, unzusammenhängende Sprache, Verständnisschwierigkeiten, Echolalie	spürt Kneifen, Stechen	bewegt seitenungleich (Spontaneität, Kraft, Widerstand), nicht gezielt auf Befehl
desorientiert, apathisch, antriebslos, schläft ein, keine spontanen Worte, Lallen, Artikulation schlecht, Mimik undifferenziert	spürt Kneifen, Stechen	Abwehrbewegungen, bei Schmerz gezielt
völlig desorientiert, kein Schmerzlaut, nur mit Schmerz weckbar, Mimik nur bei Schmerz	spürt Stechen	Abwehrbewegungen, bei Schmerz ungezielt
keine Reaktionen	spürt nichts	keine Reaktionen außer einigen Reflexen

▶ Bei einem Patienten mit einem sehr hohen Blutzuckerwert, der zur Einstellung seines Blutzuckers jetzt im Krankenhaus ist, bemerken Sie, daß er apathisch und antriebslos ist und eine unzusammenhängende Sprache hat. Wie reagieren Sie darauf?

Notizen

6 Schlaf

Lernziele

- Den Normalschlaf eines Erwachsenen mit seinen einzelnen Phasen erläutern können.
- Ursachen für Schlafstörungen aufzählen können.

Durch den Schlaf geraten wir in einen veränderten Bewußtseinszustand, der meistens einige Stunden anhält. Wir hören, sehen und fühlen nicht bewußt, was um uns herum passiert.

Über die Entstehung des Schlafs und über seinen Sinn denken die Menschen kaum nach. Erst wenn der Schlaf gestört ist, rückt er ins Bewußtsein und wird zum „Problem", wobei es dafür verschiedene Ursachen gibt.

Will jemand Aufschluß über seinen Schlaf haben, z. B. über die Schlaftiefe und die Schlafphasen, so können diese in einem Somnogramm (Schlafkurve) aufgezeichnet werden. Diese Untersuchung findet in einem Schlaflabor statt, in dem der Patient die Nacht verbringt. Der zu untersuchenden Person werden Elektroden auf die Kopfhaut geklebt und von dort die Ströme auf ein Registriergerät abgeleitet (Elektroenzephalogramm=EEG). Um Auskunft über die Muskelspannung zu erhalten, werden die elektrischen Ströme der Kinnmuskeln aufgezeichnet, dafür werden Elektroden unter dem Kinn auf der Haut befestigt (Elektromyogramm = EMG). Außerdem werden Elektroden dicht neben den äußeren Augenwinkeln befestigt, (Elektrookulo-

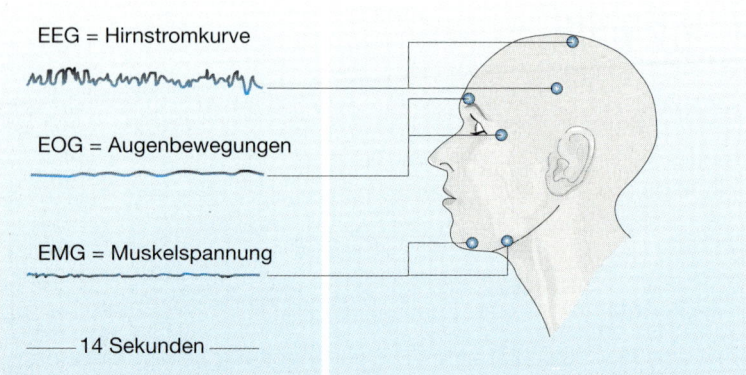

Abb. 17. Elektroenzephalogramm (*EEG*), Elektrookulogramm (*EOG*) und Elektromyogramm (*EMG*)

gramm = EOG). Dies ist besonders wichtig für die Aufzeichnung einer bestimmten Schlafphase (Abb. 17). Somit kann die Registrierung des Schlafs beginnen.

Schlafstadien

Die einzelnen Schlafstadien sind durch bestimmte Kriterien gekennzeichnet (Tabelle 2):

Tabelle 2. Merkmale der verschiedenen Schlafstadien

Stadium	Merkmal
1	– entspannte Wachheit
	– im EEG überwiegen die α-Wellen (Grundaktivität)
2	– eigentliche Einschlafphase
3	– Schlaf wird tiefer
	– EEG Wellen werden höher, sog. Schlafspindeln entstehen
4	– tiefer bis sehr tiefer Schlaf
	– EEG zeigt hohe und langsame δ-Wellen
	Häufig tritt nach dem Tiefschlafstadium erneut das Stadium 2 für einige Minuten auf.

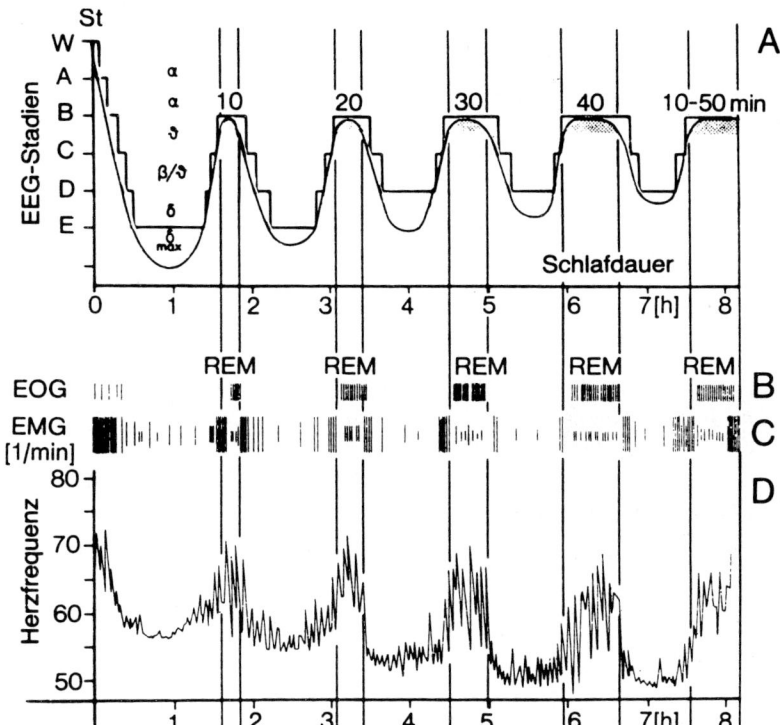

Abb. 18. Gegenüberstellung der verschiedenen Schlafphasen und ihrer typischen EEG-Stadien mit einigen Körperfunktionen. **EOG** Elektrookulogramm (Ableitung der Augenbewegungen), **EMG** Elektromyogramm (Ableitung des Muskeltonus), **REM** „rapid eye movement" (Phase rascher Augenbewegungen, wie sie mit dem EOG gemessen werden können). Während einer Nacht werden die REM-Phasen ca. 5- bis 6mal durchlaufen. Während der REM-Phasen ist die Herzfrequenz erhöht und die δ-Wellen des Schlafes werden von β- und ϑ-Wellen abgelöst. Weitere Erläuterungen s. Text. (Aus Spornitz, 1993)

REM-Schlaf

Nach den Stadien 1–4 (s. Tabelle 2) folgt die REM-Phase (REM = „rapid eye movement"); Merkmale sind:

- rasche Augenbewegungen unter geschlossenen Lidern,
- herabgesetzter Muskeltonus.

Die Entstehung des REM-Schlafes übt eine große Faszination auf die Schlafforscher aus; denn das EEG in der REM-Schlafphase entspricht dem von Stadium 1, obwohl der Mensch tief und fest schläft. Deshalb wird der REM-Schlaf auch als „paradoxer Schlaf" bezeichnet.

> Ein Schlafzyklus besteht somit aus einer Aufeinanderfolge von Non-REM-Schlaf und REM-Schlaf, wobei die Dauer einer Periode gewöhnlich 90 min beträgt.
> Während des gesamten Nachtschlafs können 4–5 solcher Zyklen beobachtet werden. Diese zyklische Abfolge der Schlafstadien ist eine typische Eigenschaft des Schlafes, die nicht nur beim Menschen zu beobachten ist.

Die Körperfunktionen im Schlaf

Was kann man an anderen Körperfunktionen während des Schlafs beobachten?

Zu Beginn des Schlafs werden viele Körpervorgänge auf „Sparflamme" gesetzt. Atmung und Puls werden langsamer, die Körpertemperatur sinkt, ebenso der Blutdruck. Mißt man im Blut das sogen. Streßhormon Cortisol, so findet man niedrigere Werte als im Wachzustand.

Das Schlafende kündigt sich bereits vor dem Erwachen an, die Körpertemperatur und Cortisol zeigen steigende Tendenz, die Körperbewegungen häufen sich. Es hat den Anschein, als würde der Organismus sich auf die bevorstehende Wachzeit vorbereiten.

Schlaf in verschiedenen Lebensabschnitten

Die ersten Tage nach der Geburt verbringt der Mensch 2/3 schlafend. In Abständen von 2–6 Stunden wacht er auf, trinkt seine Milch und schläft wieder. Bereits beim 3 Monate alten Säugling kommen Wachzeiten nachts nur noch selten vor, das Kind schläft durch. Mit 6 Monaten schläft es zwar noch rund 12 Stunden täglich, ist aber schon längere Zeit ununterbrochen wach.

In den ersten Lebensjahren nimmt vor allem der Schlaf tagsüber ab. Während Kinder im Vorschulalter oft noch am frühen Nachmittag schlafen, sind sie bereits nach Schuleintritt den ganzen Tag wach.

Die Schlafgewohnheiten eines Erwachsenen sind unterschiedlich. Die meisten Menschen schlafen 7–9 Stunden. Dieses Ergebnis liegt nach einer Befragung von fast 1 Mio. Erwachsenen vor (Kripke et. al. 1979).

Die Schlafdauer von 8–9 Stunden wurde am häufigsten genannt, 7–8 Stunden etwas seltener. Nur ein kleiner Bruchteil der Befragten gab an, weniger als 4 Stunden zu schlafen.

Bei diesen Untersuchungen wurden allerdings Schwankungen vernachlässigt. Wir alle wissen, daß unser Schlafverhalten nicht immer dasselbe ist. Nicht nur äußere Umstände bewirken das, wie Wochenende, Urlaub, sondern auch innere Faktoren, wie Streß oder Ängste, sind dabei beeinflussend. Auch Stimmungsschwankungen und andere psychische Ursachen können sich stark auf den Schlaf auswirken. Immer wieder kann man von Menschen hören, daß sie in einem „Stimmungshoch" mit weniger Schlaf auskommen als in Zeiten mit schlechter Stimmung. Gut geschlafen zu haben und ausgeruht zu sein, ist also ein subjektives Empfinden, das nicht durch die Schlafdauer bestimmt wird (Tabelle 3).

Welche Schlafgewohnheiten sind nun beim älteren Menschen zu beobachten?

Ältere Menschen schlafen auch häufig tagsüber. Bei einer Umfrage in der Altersgruppe zwischen 65 und 83 Jahren fand J. Strauch (Schlafforscher an der Universität Zürich) heraus, daß 60 % der Befragten häufig oder immer einen Mittagsschlaf halten.

Das vermehrte Schlafbedürfnis tagsüber ist mit der Schlafreduktion nachts verbunden.

Ob sich aber die gesamte tägliche Schlafzeit im Alter ändert, ist ungeklärt.

Tabelle 3. Gesamtschlafzeit in verschiedenen Altersstufen. (Aus Wink 1990)

Altersstufe	Schlafdauer (Stunden)
Erste Lebenstage	16–24
1– 2 Wochen	16
3– 6 Wochen	15
26 Wochen	14
2– 5 Jahre	10
6–10 Jahre	9
10–20 Jahre	8
20–60 Jahre	7¼
60–80 Jahre	6¾
>80 Jahre	6

Schlafstörungen

Ursachen von Schlafstörungen können ganz unterschiedlich sein:

Häufig handelt es sich um Umwelteinflüsse wie Lärm, veränderte Beleuchtung, starke Gerüche, veränderte Raumtemperatur oder auch ungewohnte Schlafzeiten. Für die Patienten im Krankenhaus können die fremde Umgebung, das ungewohnte Bett, insgesamt die veränderte Situation, Schlafstörungen hervorrufen.

Auch führen psychische Beeinträchtigungen wie Sorgen, Nöte, Ängste um die Krankheit, auch familiäre oder berufliche Schwierigkeiten zu einem gestörten Schlaf.

Bei psychiatrischen Patienten können Schlafstörungen z. B. den Beginn einer Depression anzeigen. Man kann bei ca. 70 % aller psychisch Kranken Schlafstörungen feststellen.

Bei Patienten mit organischen Erkrankungen sind es in erster Linie die Symptome der Krankheit, die den Schlaf rauben können. Am häufigsten sind wohl hierbei Schmerzen der Grund, z. B. verursacht durch Entzündungen, Trauma oder Neoplasie.

Husten und Luftnot ermöglichen häufig einen nur sehr flachen und daher nicht sehr erholsamen Schlaf. Bei Asthmaanfällen ist Schlafen unmöglich.

Häufiges Wasserlassen in der Nacht bei Herz- und Nierenpatienten ist lästig und unterbricht den Schlaf ständig. Das gleiche gilt für Patienten mit Durchfallerkrankungen, wobei in den Zwischenperioden Tiefschlafphasen erreicht werden können.

Zu den organischen Schlafstörungen gehört auch die Behinderung in der Beweglichkeit; denn wenn die Patienten sich nicht drehen können, wachen sie auf, und der Schlaf verkürzt sich, so daß sie am Tag unausgeschlafen sind (Normalerweise dreht sich der Mensch ca. 40–50 mal pro Nacht).

Jede Art von Schlafstörung stellt eine Behinderung im Genesungsprozeß dar.

Zusammenfassung

Der Schlafvorgang kann als Anpassung an äußere und innere Gegebenheiten betrachtet werden. Durch die Ruhe, die sich der Körper selbst auferlegt, werden Gefahren vermieden. Der Schlaf kann beispielsweise als ein Anpassungsvorgang an die inneren Gegebenheiten des Organismus betrachtet werden.

Im Schlaf ist der Energieverbrauch durch Herabsetzung des Stoffwechsels und der Wärmeabgabe reduziert. Die Inaktivität Schlafender kann also als Sparmaßnahme mit Rücksicht auf die begrenzten Energiereserven verstanden werden, die sich bei dauernder Aktivität schnell erschöpfen würden.

Ähnlich, wie wir gewohnheitsmäßig zu bestimmten Zeiten essen, um Hunger zu vermeiden, hat wohl auch der gewohnheitsmäßige Schlaf eine entsprechende präventive Funktion.

Die Schlafforschung unterscheidet sich von vielen anderen Forschungsdisziplinen, da in ihr noch so vieles unklar, unerforscht ist.

Schlafstörungen können im Rahmen des Krankenhausaufenthaltes schon allein durch die fremde Umgebung, das ungewohnte Bett oder auch durch ungewöhnliche Schlafenszeiten bedingt sein.

Besonders führen psychische Belastungen, die die Krankheit, die Familie oder auch den Beruf betreffen können, zu Schlafproblemen, wobei ein Gespräch, evtl. mit einer Pflegeperson im Nachtdienst, sehr hilfreich sein kann.

Häufig gehen organische Erkrankungen mit Schmerzen einher, die für viele Patienten schlafraubend sein können (z. B. Krebserkrankungen, Erkrankungen der Atemwege, Entzündungen, Bewegungseinschränkungen).

Jede Art der Schlafstörung stellt ein Pflegeproblem dar, und es muß versucht werden, einem Patienten einen ausreichenden Schlaf zu ermöglichen.

Aufgaben

▶ Gibt es Gründe, die Ihnen manchmal das Ein- bzw. Durchschlafen erschwerden?

▶ Welche störenden Faktoren könnten durch das Pflegepersonal verringert bzw. ausgeschaltet werden, damit die Patienten eine weitgehend ungestörte Nachtruhe haben?

Notizen

7 Schmerz

Lernziele

- Darstellen können, warum die Schmerzempfindung und die Reaktion auf Schmerz bei jedem Menschen unterschiedlich sein kann.
- Erklären können, was unter einem „Schmerzprotokoll" zu verstehen ist.
- Unterschiedliche Schmerzarten aufzählen können.

Der Schmerz ist ein Symptom bei vielen Erkrankungen. Obwohl der Schmerz für einen Menschen unerträglich sein kann, so stellt er auch einen gewissen Schutzmechanismus dar. Durch den Schmerz wird angezeigt, daß der Körper einem schädigenden Einfluß ausgesetzt ist, wie z. B. einer Infektion oder einem traumatischen Geschehen.

Es gibt eine Vielzahl von Schmerzen, wie Kopfschmerzen, Zahn- oder Halsschmerzen, um nur einige zu nennen. Dabei kann die Schmerzempfindung ein nur leicht störendes Gefühl sein, oder als fast unerträglich empfunden werden. Die meisten Menschen haben irgendwann in ihrem Leben schon einmal Schmerzen gehabt und sie dann als unangenehm empfunden.

Die Schmerzwahrnehmung ist vom Bewußtsein nicht zu trennen; d. h., daß Menschen, deren Bewußtsein eingeschränkt ist, sich z. B. in einem Koma befinden (s. Kapitel

Bewußtseinslage), Schmerzreize nicht empfinden und somit ständig von einer „Gefahr" bedroht sind.

Andererseits kann ein Mensch auch Schmerzen empfinden, wenn augenscheinlich gar kein Schmerzreiz da ist. Damit wird das breite Spektrum der Schmerzwahrnehmung deutlich.

Bei der Entstehung des Schmerzes werden zunächst die sensorischen Nervenendigungen gereizt, danach wird dieser Impuls über das Rückenmark zur Gehirnrinde weitergeleitet, und der Mensch wird sich seiner Schmerzen bewußt. Es gibt aber auch Situationen, in denen der Schmerz einen Reflex auslöst, d. h., die Reaktion auf den Schmerz erfolgt schneller als die Schmerzwahrnehmung. Ein Beispiel dafür ist das reflexartige Zurückziehen der Hand bei Berührung einer heißen Herdplatte.

Schmerzempfindung

Die Schmerzempfindung eines jeden Menschen ist unterschiedlich. Zwei Personen können z. B. Zahnschmerzen haben. Was die eine Person aber als kaum erträglich empfindet, kann für die andere Person jedoch nur ein unangenehmes Gefühl sein. Das Schmerzerleben kann selbst bei ein und derselben Person, je nach Umständen variieren. So kann z. B. eine Injektion einmal als sehr schmerzhaft empfunden werden, ein anderes Mal noch nicht einmal als unangenehm.

Die Stimmung in der sich ein Mensch gerade befindet ist ausschlaggebend für das momentane Schmerzerleben. Fühlt er sich gerade unwohl, ist er vielleicht traurig, oder hatte er Ärger, so wird seine Schmerzwahrnehmung intensiver sein als in einer „guten Verfassung".

Auch können kulturelle Faktoren das Schmerzerlebnis beeinflussen. In vielen Teilen der Welt scheinen die Frauen bei einer Geburt nur wenig Schmerzen zu empfinden, wobei in der westlichen Welt die Geburt als schmerzhaftes Erleben angesehen wird.

Ein wichtiger Faktor ist auch die frühere Schmerzerfahrung eines Menschen, wobei Kinder stark durch die Einstellung der Eltern beeinflußt werden. Wenn Eltern einer kleinen Verletzung sehr viel Bedeutung geben, so wird sich das Kind entsprechende Reaktionen auf Schmerz aneignen.

Die Schmerzempfindung wird entsprechend beeinträchtigt, wenn sensorische Nervenendigungen geschädigt, sensorische Bahnen im Rückenmark oder entsprechende Gebiete der Großhirnrinde nicht funktionsfähig sind. Ist der Mensch von den Hüften abwärts gelähmt, so hat er keine Schmerzempfindung in den unteren Gliedmaßen. Leidet ein Patient z. B. an einer Nervenentzündung (Neuritis), so wird seine Schmerzempfindung verstärkt sein.

Reaktion auf Schmerz

Da das Schmerzempfinden bei jedem Menschen anders ist, zeigt sich auch die Reaktion auf den Schmerz ganz unterschiedlich. Manche Menschen können sogar chronischen Schmerz in Ruhe ertragen, andere aber fühlen sich schlecht und es fällt ihnen schwer, die Schmerzen hinzunehmen. Trotz dieser Umstände gibt es physiologische Auswirkungen, die fast bei allen Menschen in Schmerzsituationen zu beobachten sind, wie:

– Pulsanstieg,
– Blutdruckanstieg,
– beschleunigte Atmung,
– angespannte Muskulatur,
– blasse Hautfarbe, evtl. ist die Haut mit Schweiß bedeckt,
– Appetitlosigkeit,

– Unruhe,
– Schlaflosigkeit.

Auch spielen bei der Schmerzäußerung etliche Faktoren eine
große Rolle, nämlich wiederum die Erziehung, die eigene
Persönlichkeit oder soziokulturelle Faktoren. Während für
eine Vielzahl von Menschen wichtig ist, bei Schmerz „die
Zähne zusammenzubeißen", um nur keine „Schwäche" zu
zeigen, äußern andere Menschen, evtl. auch aus einem anderen Kulturkreis, Schmerzempfinden mit Schreien und Weinen. Die Reaktion auf Schmerzen spielt im Rahmen der
Krankenbeobachtung eine große Rolle, besonders dann,
wenn ein Patient Schwierigkeiten mit dem verbalen Ausdruck hat oder in seiner Bewußtseinslage beeinträchtigt ist.
Dann ist besonders die Beobachtung der Mimik, des
Gesichtsausdruckes und der Körperhaltung wichtig (s. auch
unter diesen Kapiteln). Ein Patient kann z. B. vor Schmerzen
sein Gesicht verziehen, mit den Zähnen knirschen, zusam-
mengekrümmt im Bett liegen, oder ganz ruhig auf der
betroffenen Seite. Leidet ein Patient über einen längeren
Zeitraum an chronischen Schmerzen (z. B. bei bösartigen
oder rheumatischen Erkrankungen) so sind diese oft nicht
gleich so deutlich erkennbar wie akut auftretende Schmerzen. Hinweis kann u. a. die psychische Verfassung der
Patienten sein; denn häufig führen langandauernde Schmerzen zu einer depressiven Verstimmung, der Patient wird
leicht reizbar oder reagiert aggressiv, was viel Verständnis
und Geduld vom Pflegepersonal erfordert.

Einschätzung der Schmerzen eines Menschen

Die Schmerzen, die ein anderer Mensch erleidet, sind nur
schwer einzuschätzen. Wichtig dabei ist die Beschreibung der

Schmerzen durch den Patienten (s. Abb. 19: Schmerzprotokoll) und die Beobachtung seiner Reaktionen. Eine ganz wichtige Angabe dabei ist, die Lokalisation zu erfassen. Eventuell benötigt der Patient dabei Hilfe, um die Gegend der Körperstelle angeben zu können, die vom Schmerz betroffen ist. Der Patient sollte diese Körperstelle möglichst selbst auf dem Schema des Schmerzprotokolles markieren. Wichtig ist auch zu wissen, zu welchem Zeitpunkt die Schmerzen auftreten, z. B. vor, während oder nach den Mahlzeiten, wie lange sie anhalten oder wann sie schwächer oder stärker sind. Auch dazu muß ein Patient befragt werden.

Die Schmerzintensität wird sich nur schwer feststellen lassen, auch die Reaktion des Patienten kann sie nicht widerspiegeln. Aus diesem Grund hat es sich als nützlich erwiesen, eine Schmerzskala zu benutzen (Abb. 20). Dabei handelt es sich nicht um ein „wissenschaftliches" Instrument, die Schmerzskala soll lediglich dem Patienten erleichtern, seinen Schmerzgrad zu bezeichnen:

Schmerzbeurteilungsblatt

Datum _____

Name _____   Alter _____   Zi.Nr./extern _____

Diagnose _____   Arzt _____

                                          Krankenschwester _____

1. Ort: Markiert von Patient oder Schwester

2. Stärke von Patient beurteilt/Skala: _____
jetziger Schmerz _____
stärkster Schmerz _____
beste Schmerzlinderung _____
tolerierbare Intensität _____
3. Art: (Aussage der Patienten) z.B. stechend, pulsierend u.s.w. _____
4. Wann/Dauer: _____
5. Wie äußert sich der Patient über die Schmerzen: _____
_____
_____
6. Was lindert? _____
_____
_____
7. Was verursacht und verstärkt? _____
_____
_____
8. Wirkung der Schmerzen: (reagierte Körperfunktion, beeinträchtigte Lebensqualität) _____
Begleitsymptome (z.B. Nausea) _____
Schlaf _____
Appetit _____
Physische Bewegungen _____
Zwischenmenschliche Beziehungen _____
Psychische Veränderungen _____
Konzentration _____
Verschiedenes _____
9. Weitere Kommentare: _____
_____
10. Behandlungsplan/Pflegeplan: _____
_____
_____

Der Patient wird gebeten, auf einer Skala die von ihm empfundene Schmerzintensität zu markieren oder zu zeigen:

Numerische Skala

Schriftlich oder mündlich

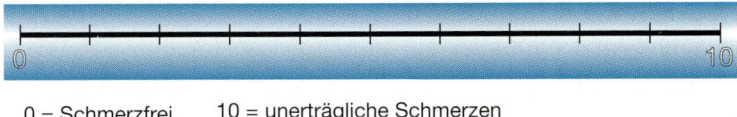

0 = Schmerzfrei   10 = unerträgliche Schmerzen

Skala ohne Numerierung

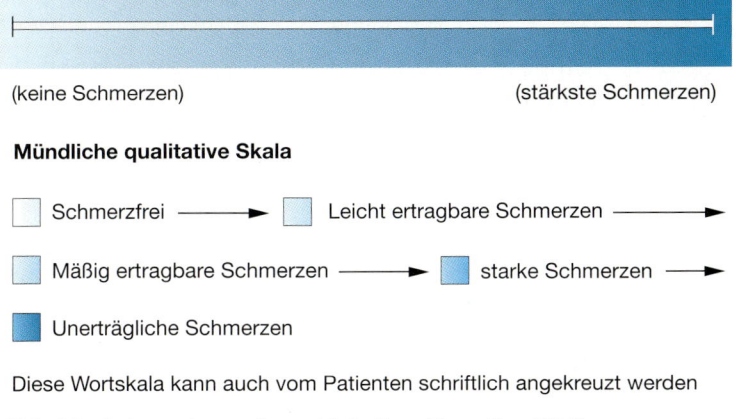

(keine Schmerzen)   (stärkste Schmerzen)

Mündliche qualitative Skala

☐ Schmerzfrei ⟶ ☐ Leicht ertragbare Schmerzen ⟶

☐ Mäßig ertragbare Schmerzen ⟶ ☐ starke Schmerzen ⟶

☐ Unerträgliche Schmerzen

Diese Wortskala kann auch vom Patienten schriftlich angekreuzt werden

Abb. 20. Schmerzbeurteilungsblatt. (Aus Margulies 1994)

◀ **Abb. 19.** Schmerzskala. (Aus Margulies 1994)

Schmerzarten

Die Schmerzarten lassen sich unterschiedlich einteilen, je nach Ursache, Intensität und Dauer. Eine allgemeingültige Einteilung gibt es jedoch nicht.

Werden Schmerzen in oberflächlichen Körperstrukturen, wie Haut oder Subcutis empfunden, so sprechen wir von **Oberflächenschmerz**, der meistens gut zu lokalisieren ist. Er kann durch Hitzeeinwirkung, Druck oder mechanische Verletzungen entstehen.

Tiefenschmerz geht von tiefergelegenen Körperstrukturen aus, z. B. von Muskeln oder Gelenken. Diese Schmerzen sind schwerer zu lokalisieren, halten längere Zeit an und werden oft als „bohrend" beschrieben.

Geht der Schmerz von inneren Organen aus, so wird er als **Eingeweideschmerz** bezeichnet. Oft ist dieser Schmerz ganz typisch für das betreffende Organ.

Sind die peripheren Nerven durch eine Entzündung oder Mangeldurchblutung beeinträchtigt, so kann das zu **neuralgischen** Schmerzen führen. Ein Beispiel hierfür ist die viral bedingte Gürtelrose, bei der es zu einer schmerzhaften Entzündung entlang sensorischer Nerven kommt.

Es gibt Schmerzen, die an einer anderen Stelle des Körpers empfunden werden, nicht in dem erkrankten oder geschädigten Gewebe. Diese **ausstrahlenden** Schmerzen sind für manche Erkrankungen ganz typisch, so daß die genaue Beschreibung durch den Patienten hilfreich ist für die Diagnosestellung.

Ein Beispiel für den ausstrahlenden Schmerz gibt Abb. 21.

Als **Phantomschmerz** wird der Schmerz bezeichnet, der nach einer Amputation in der fehlenden Gliedmaße verspürt wird. Dabei sind Nervenstümpfe im Bereich der Amputationsstelle gereizt, eine Empfindung im Gehirn wird ausgelöst und auf ein nicht mehr vorhandenes Körperteil projiziert.

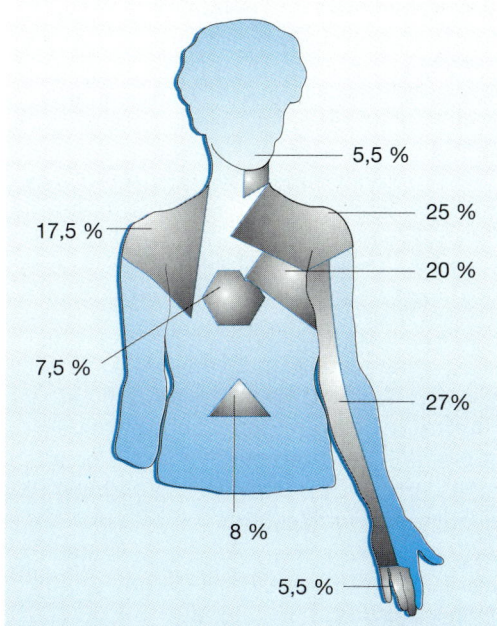

5,5 %

25 %

17,5 %

20 %

7,5 %

27%

8 %

5,5 %

Abb. 21. Schmerzlokalisation bei Herzinfarkt

Die Schmerzen, die durch das krampfhafte Zusammenzie-
hen eines Hohlorganes entstehen, werden als **Koliken**
bezeichnet. Diese können vom Darm, der Gallenblase, der
Nieren, der Blase und vom Magen ausgehen.

Koliken gehen meistens mit Brechreiz, Schweißausbrü-
chen und weil sie als stark schmerzhaft empfunden werden,
manchmal auch mit einem Kollaps einher.

Zunehmend wird akzeptiert, daß auch psychische Faktoren Schmerzen verursachen können. Diese können genauso
beeinträchtigend sein, wie Schmerzen, die aufgrund einer
Verletzung oder körperlichen Erkrankung entstanden sind.
Psychogene Schmerzen sind keine Einbildung, sondern werden von der betreffenden Person real erlebt.

■ Jede Klage über Schmerzen muß ernst genommen werden!

Zusammenfassung

Der Schmerz tritt bei vielen Erkrankungen als ein Symptom auf, wobei es eine Vielzahl von Schmerzarten gibt. Dabei kann die Schmerzempfindung eines jeden Menschen unterschiedlich sein, wobei die Persönlichkeit des Menschen, kulturelle Faktoren, oder frühere Schmerzerlebnisse sicher stark variieren und entsprechend beeinflussend sind. Ebenso unterschiedlich ist auch die Reaktion auf Schmerz. Einige Menschen möchten keine „Schwäche" zeigen, andere wiederum äußern Schmerzempfinden mit Weinen oder Schreien. Auch ändert sich die Reaktion auf Schmerz mit der jeweiligen psychischen Verfassung.

Schwierig ist es, den Schmerz eines anderen Menschen einzuschätzen, wobei dann das Führen eines „Schmerzprotokolls" hilfreich sein kann (s. Abb.).

Die Schmerzarten lassen sich je nach Ursache, Intensität und Dauer unterschiedlich einteilen, wobei es eine allgemeingültige Einteilung nicht gibt. In diesem Kapitel wurden folgende Schmerzarten berücksichtigt: Oberflächenschmerz, Tiefenschmerz, Eingeweideschmerz, neuralgischer Schmerz, ausstrahlender Schmerz, Phantomschmerz, Koliken, psychogener Schmerz. Wichtig ist es, jede Schmerzäußerung des Patienten ernstzunehmen und darauf einzugehen.

Aufgaben

▶ Sicher hatten Sie irgendwann einmal ein „Schmerzerlebnis", das Ihnen als unangenehm in Erinnerung geblieben ist. Um welche Schmerzart handelte es sich?

Wie empfanden Sie diesen Schmerz?
Wie verhielten Sie sich in dieser Situation?
Versuchen Sie, dieses Erlebnis auf einen Patienten zu übertragen, der an chronischen Schmerzen leidet.

▶ Versuchen Sie, im Rahmen Ihrer praktischen Ausbildung bei einem Schmerzpatienten ein Schmerzprotokoll zu führen.

▶ Diskutieren Sie in der Klasse über folgende Aussagen:
„Ein Indianer kennt keinen Schmerz."
„Südländer sind wehleidig."
„Man muß Schmerz ertragen können."
„Jungen weinen nicht, auch wenn's weh tut."
„Du hast mir mit Deiner Antwort sehr weh getan."

▶ Sie haben in diesem Abschnitt unterschiedliche Schmerzarten kennengelernt. Haben Sie einige davon schon an verschiedenen Patienten beobachten können?
Welche Krankheiten oder Ursachen lagen zugrunde?

Notizen

8 Atmung

Lernziele

- Die normale Atemfrequenz eines Erwachsenen, eines Kindes und eines Säuglings angeben können.
- Die Begriffe Tachypnoe, Bradypnoe und Dyspnoe erklären können.
- Die typischen Merkmale einer Kußmaul-Atmung, Cheyne-Stokes- und Biot-Atmung herausstellen – und Ursachen für den jeweiligen Atemtyp nennen können.

Aufgabe der „äußeren" Atmung ist es, über die Luftwege und die Lungen die Körperzellen mit Sauerstoff zu versorgen und das beim Stoffwechsel (innere Atmung) anfallende Kohlendioxid wieder abzugeben. Der Atemzyklus besteht aus der Einatmung (Inspiration) und der Ausatmung (Exspiration).

Bei der Inspiration erweitert sich der Brustkorb durch Heben der Rippen und Senken des Zwerchfells, während sich bei der Exspiration der Brustraum verkleinert, ebenso wie der Lungenraum. Der Ausatmungsvorgang geschieht mehr auf passive Weise. Das Senken der Rippen erfolgt im wesentlichen durch die elastische Rückstellkraft des Brustkorbs, wobei das Zwerchfell in der Entspannungsphase steigt.

Die Atmung wird gesteuert durch das im Gehirn liegende Atemzentrum. Mechanische Reize, wie die Dehnung der Lungen, werden über den Nervus vagus an das Atemzentrum vermittelt, wo hingegen die chemischen Reize vom Säure-, CO_2-, und O_2-Gehalt des Blutes ausgehen.

Atemtypen

Wir unterscheiden 2 Atemtypen: den „abdominellen" und den „kostalen" Atemtyp. Der abdominelle Atemtyp (s. Abb. 22) benutzt überwiegend seine Bauchmuskulatur (vorwiegend bei Männern).

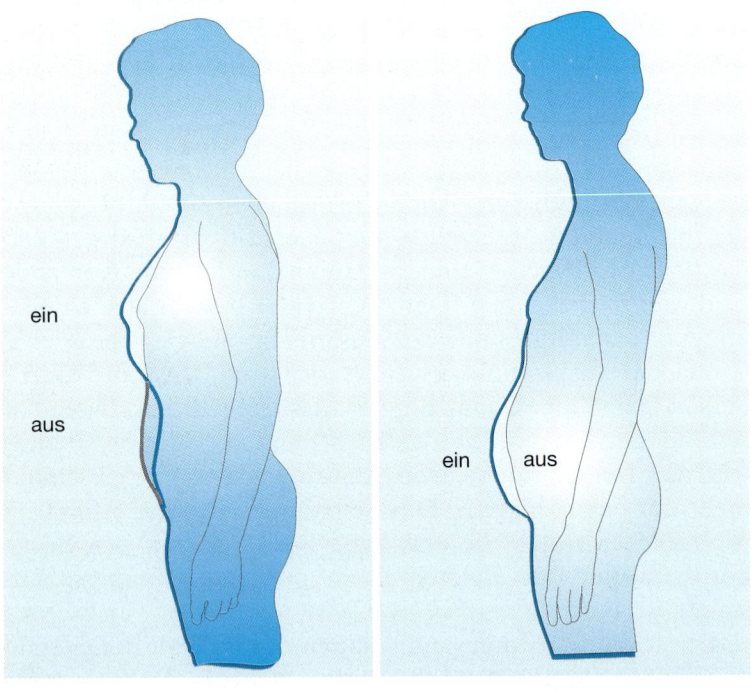

Abb. 22. Abdomineller Atemtyp   **Abb. 23.** Kostaler Atemtyp

Bei der kostalen Atmung (Abb. 23) sind in erster Linie die Zwischenrippenmuskeln beteiligt (vorwiegend bei Frauen).

Atemfrequenz (Anzahl der Atemzüge pro Minute) und Atemtiefe

Normalerweise atmet der gesunde, erwachsene Mensch 12- bis 16mal in einer Minute, ein Kind 25- bis 30mal, und ein Säugling 40- bis 44mal.

Da Erwachsene ein größeres Lungenvolumen und eine größere Gasaustauschfläche haben, ist bei ihnen die Atemfrequenz entsprechend niedriger.

Steigt die Atemfrequenz an, so sprechen wir von einer Tachypnoe, was physiologischerweise bei körperlicher Anstrengung und emotionalen Einflüssen der Fall ist. Mit der beschleunigten Atmung versucht der Körper den Sauerstoffmangel bzw. den Kohlendioxidüberschuß zu kompensieren. Zu beobachten ist das z. B. bei Patienten mit hohem Fieber, bei denen der Stoffwechsel in den Körperzellen erhöht ist. Auch bei Lungen- und Herzerkrankungen kann infolge eines gestörten Gasaustausches eine Tachypnoe festgestellt werden, ebenso bei Patienten mit starkem Blutverlust; denn dabei entsteht ein Mangel an rotem Blutfarbstoff (Hämoglobin) und somit eine verminderte Sauerstoffbindungskapazität.

Eine beschleunigte Atmung geht fast immer mit einer vertieften Atmung einher, um auf diese Weise einen effizienteren Gasaustausch erreichen zu können. Im Ruhezustand, bei Ermüdung und im Schlaf ist die Atmung physiologischerweise verlangsamt. Wir sprechen dann von einer Bradypnoe. Bestimmte Gehirnerkrankungen, einhergehend mit Hirndrucksteigerung, komatöse Zustände oder Vergiftungen können eine Bradypnoe bewirken.

Auch eine Bradypnoe kann mit einer vertieften Ein- und Ausatmung einhergehen. Patienten mit Schmerzen oder Verletzungen im Bereich des Brustkorbs vermeiden das tiefe Ein- und Ausatmen. Wir sprechen dann von einer „Schonatmung".

Atemstörung (Dyspnoe)

Mit Dyspnoe wird jede Form der Atemstörung bezeichnet, wobei das ein subjektives Phänomen ist. Der Patient leidet unter Kurzatmigkeit, Luftnot, Lufthunger. Der Grad der Atemnot ist abhängig von der jeweiligen Ursache.

Sehr häufig gehen Lungen- und Herzerkrankungen, komatöse Zustände, zentrale Erkrankungen oder psychische Erregungszustände mit einer Dyspnoe einher. Ist dabei überwiegend die Einatmung erschwert, was meistens der Fall ist, so sprechen wir von einer inspiratorischen Dyspnoe. Bei Patienten mit einem Lungenemphysem (Überdehnung des Lungengewebes) oder mit Asthma bronchiale (starke atemwegsverengende Reaktion auf verschiedene Reize), ist die Ausatmung erschwert (exspiratorische Dyspnoe). Häufig ist die erschwerte Atmung mit Atemgeräuschen verbunden. Sind pfeifende Geräusche bei der Einatmung wahrzunehmen, z. B. infolge einer Verengung der oberen Luftwege, so sprechen wir von einem inspiratorischen Stridor. Bei Asthmatikern entsteht das Atemgeräusch infolge einer Verkrampfung und Verschleimung der Bronchiolen, was einen exspiratorischen Stridor bewirkt.

Atemnot ist ein aktuelles, sofort anzugehendes Pflegeproblem. Der Gesichtsausdruck des Patienten ist meistens geprägt durch Angst. Höchstgradige Atemnot kann nur in aufrechter Haltung des Patienten (Orthopnoe) unter Inanspruchnahme der Atemhilfsmuskulatur (Hals-, Brust-, Rükken-, Oberarmmuskulatur) einigermaßen kompensiert werden. Häufig kann gleichzeitig beobachtet werden, daß sich bei jedem Atemzug die Nasenflügel mitbewegen (Nasenflügelatmung) als Zeichen größter Anstrengung. Starke Atemstörungen können in besonders bedrohlichen Fällen zu einem Atemstillstand, einer Apnoe führen.

Pathologische Atemtypen

Kußmaul-Atmung

(A. Kußmaul: dt. Arzt, Mitte 19. Jahrhundert)

Die Kußmaul-Atmung wird verursacht durch eine Reizung des Atemzentrums infolge eines erniedrigten pH-Wertes im Blut, was z. B. beim diabetischen oder urämischen Koma der Fall sein kann. Am Patienten sind starke respiratorische Bewegungen zu beobachten, die Atmung ist tief und wirkt angestrengt (Abb. 24). Man bezeichnet die Atmung auch als „Maschinenatmen", weil Atemtiefe und Atemfrequenz sehr konstant sind.

Cheyne-Stokes-Atmung

(J. Cheyne: irischer Arzt, Mitte 19. Jahrhundert; W. Stokes: engl. Arzt, Mitte 19. Jahrhundert)

Im Auftreten dieses Atemtyps kann ein prognostisch schlechtes Zeichen gesehen werden, z. B. bei Herz- und Gehirnerkrankungen. Häufig kann diese Atemform auch bei Sterbenden beobachtet werden.

Die Cheyne-Stokes-Atmung ist gekennzeichnet durch zunächst kleine und flache Atemzüge, die immer tiefer werden, dann wieder abflachen und in eine kurze Atempause übergehen (Abb. 24).

Die schwerste Form dieses Atemtyps ist die Schnappatmung. Dabei ist das Atemzentrum bereits so geschädigt, daß nur noch großer Sauerstoffmangel und ein starker Kohlendioxidanstieg vereinzelt einen Atemzug auslösen.

Biot-Atmung

(C. Biot: frz. Arzt, Mitte 19. Jahrhundert)

Dieser Atemtyp tritt bei ernsthaften Erkrankungen im Bereich des Schädels und Gehirns auf, z.B. bei einer Schädelverletzung, einer Hirnhautentzündung (Meningitis), oder einem Hirntumor.

Dabei werden kräftige Atemzüge mit gleicher Tiefe von plötzlich auftretenden Atempausen periodisch unterbrochen (Abb. 24).

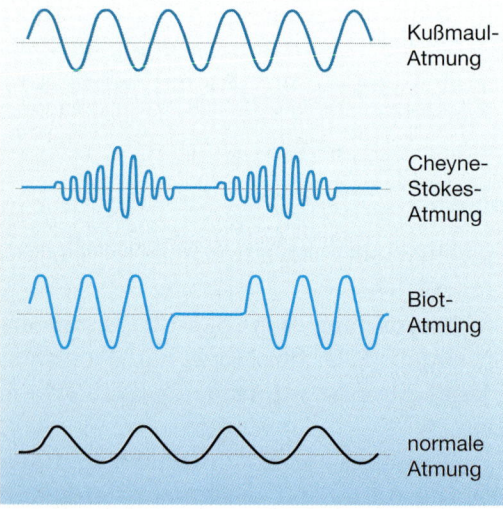

Abb. 24. Schematische Darstellung verschiedener pathologischer Atemtypen im Vergleich zur normalen Atmung

Soll bei einem Patienten die Atemfrequenz festgestellt werden, so ist es vorteilhaft, dies unauffällig zu tun, da er sonst seine Atmung unwillkürlich beeinflußt. Die Pflegeperson kann dabei ihre Hand wie zum Tasten des Pulses (s. 2.9) an die entsprechende Körperstelle legen und dabei die Hebung des Brustkorbes während 1 Minute zählen (jedes Heben und Senken des Brustkorbs zählt als ein Atemzug). Gleichzeitig werden auch die Atemtiefe und der Atemrhythmus mitbeobachtet.

Zusammenfassung

Durch die Atmung wird das Blut mit Sauerstoff versorgt und das beim Stoffwechsel entstehende Kohlendioxid abgegeben. Ein Atemzyklus besteht aus der Inspiration (Einatmung)und der Exspiration (Ausatmung). Je nachdem, welche Muskeln beim Atemvorgang vermehrt in Anspruch genommen werden, unterscheiden wir den abdominellen und den kostalen Atemtyp.

Die Atemfrequenz eines gesunden Erwachsenen beträgt 12−16, eines Kindes 25−30 und eines Säuglings 40−44 Atemzüge/min. Mit erhöhter Atemfrequenz (= Tachpnoe) versucht der Körper Sauerstoffmangel bzw. Kohlendioxidüberschuß zu kompensieren. Bestimmte Erkrankungen, z.B. Hirnerkrankungen, können mit einer verlangsamten Atmung einhergehen (Bradypnoe). Sehr häufig ist bei einer Tachypnoe und einer Bradypnoe die Atmung auch gleichzeitig vertieft.

Mit Dyspnoe wird jede Form der Atemstörung bezeichnet. Ist dabei die Einatmung erschwert, so sprachen wir von einer inspiratorischen Dyspnoe, bei erschwerter Ausatmung von einer exspiratorischen Dyspnoe.

Gleichzeitig können pfeifende Atemgeräusche (Stridor) mit einer Dyspnoe einhergehen. Starke Atemstörungen können

in schweren, bedrohlichen Situationen zum Atemstillstand, zur Apnoe führen.
Pathologische Atem**typen** sind: Kußmaul-, Cheyne-Stokes und Biot-Atmung.

Aufgaben

▶ Zählen Sie bei mehreren Patienten die Atemfrequenz! Welche Unterschiede fallen Ihnen dabei auf? Achten Sie gleichzeitig auf den Atemrhythmus und die Atemtiefe.

▶ Versuchen Sie, so lange wie möglich die Luft anzuhalten. Welches Gefühl entsteht bei Ihnen?
Übertragen Sie diese Erfahrung auf einen Patienten mit Atemnot.

▶ Sie beobachten bei einem Patienten akut auftretende Atemnot. Welche pflegerischen Maßnahmen sind Ihrer Meinung nach sofort durchzuführen und einzuleiten?

Notizen

9 Puls

Lernziele

● Die geeigneten Arterien, die für die Pulsbeobachtung von Bedeutung sind, aufzählen zu können.
● Die normale Pulsfrequenz eines Säuglings, eines Kindes und eines Erwachsenen nennen können.
● Erklären können, was unter einer Tachycardie, Bradycardie und einem Pulsdefizit zu verstehen ist.
● Beispiele geben können für Veränderungen im Pulsrhythmus.
● Erklären können, was unter Pulsqualität zu verstehen ist.

Bei jeder Kontraktion der linken Herzkammer werden normalerweise 70 bis 100 ml Blut in den Körperkreislauf ausgeworfen. Diese Blutmenge, die Herzkraft, die Elastizität der Aorta und Schlagadern haben Einfluß auf die Pulswelle, die sich in den Arterien fortpflanzt bis in die kleinsten Gefäße. Der Puls kann an den Körperstellen getastet werden, wo eine Arterie oberflächlich verläuft und gegen eine harte „Unterlage", wie Knochen oder Muskulatur gedrückt werden kann. Dadurch kann die Pulswelle durch Gegendruck mit den Fingerkuppen getastet werden.

Arterien zur Pulspalpation

Geeignete Arterien zum Pulsfühlen, die pflegerisch von
Bedeutung sind (Abb. 25):
– Speichenschlagader (A. radialis),
– Halsschlagader (A. carotis),
– Schläfenschlagader (A. temporalis),
– Leistenschlagader (A. femoralis),
– Fußrückenschlagader (A. dorsalis pedis).

Am häufigsten wird der Radialispuls auf der Daumenseite
am peripheren Speichenende getastet (Handgelenknähe).
Dabei werden die Fingerkuppen vom Ring-, Mittel- und Zei-

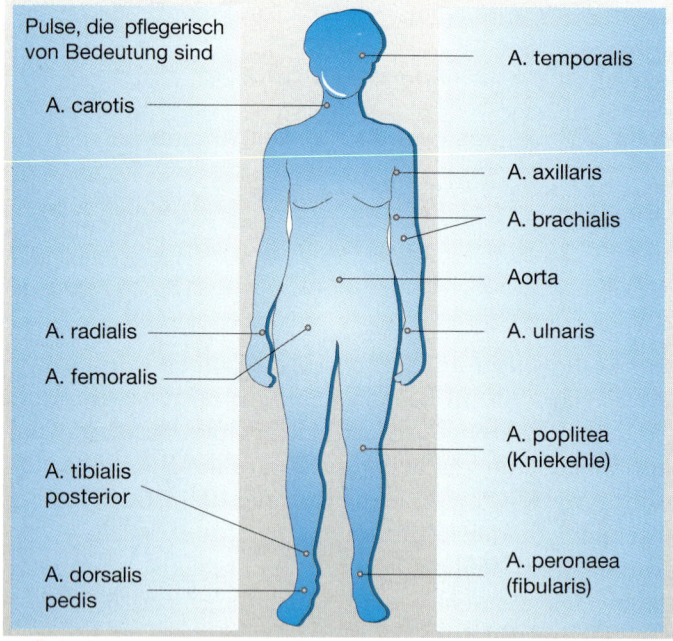

Pulse, die pflegerisch
von Bedeutung sind

A. temporalis

A. carotis

A. axillaris

A. brachialis

Aorta

A. radialis

A. ulnaris

A. femoralis

A. poplitea
(Kniekehle)

A. tibialis
posterior

A. peronaea
(fibularis)

A. dorsalis
pedis

Abb. 25. Die wichtigsten Arterien zur Pulspalpation. (Nach Juchli 1991)

gefinger in einer Linie mit etwas Druck auf die Arterie gelegt, der Arm des Patienten liegt dabei ruhig und locker auf einer Unterlage.

Pulsfrequenz
(Anzahl der Pulsschläge pro Minute)

Die Pulsfrequenz entspricht der gleichen Anzahl von Herzkammerkontraktionen, wenn jeder Herzschlag kräftig genug ist, um ein ausreichendes Schlagvolumen zu fördern, das in der Peripherie eine Pulswelle verursacht.

Normwerte der Pulsfrequenz

Neugeborene: 130–140 Pulsschläge/min,
Kleinkinder: 100–120 Pulsschläge/min,
Kinder: 80–90 Pulsschläge/min,
Erwachsene: 60–80 Pulsschläge/min.

Ein beschleunigter Puls (**Tachykardie**) weist darauf hin, daß das Herz aus irgendeinem Grund schneller als normal schlägt. Wir sprechen dann von einer Tachykardie, wenn die Pulsfrequenz über 100/min. steigt. Das muß nicht unbedingt durch Krankheiten hervorgerufen werden, schon allein körperliche Anstrengung, psychische Erregung, sowie Kaffee- oder Nikotinkonsum können das bewirken.

Krankhafte Ursachen für eine Tachykardie können z. B. Fieber, Stoffwechselerkrankungen oder entzündliche Veränderungen am Herzen sein.

Das anfallartige Herzjagen (**paroxysmale Tachykardie**) stellt eine Sonderform der Tachykardie dar. Hierbei kommt es zum anfallsweisen Ansteigen der Pulsfrequenz auf ca.

130–220 Schläge/min, wobei der Anfall Minuten oder sogar Stunden andauern kann. Ursache dafür kann eine vegetative Fehlregulation oder z. B. auch ein Herzmuskelschaden sein. Beträgt die Pulsfrequenz weniger als 60 Schläge/min, so sprechen wir von einer **Bradykardie**. Trainierte Leistungssportler haben häufig eine Bradykardie, und auch in Ruhe und im Schlaf ist die Pulsfrequenz erniedrigt. Bei einer krankheitsbedingten Bradykardie kann die Störung beispielsweise in der Reizbildung und der Reizleitung des Herzens liegen, ebenso können das bestimmte Medikamente bewirken. Normalerweise steigt die Pulsfrequenz bei Fieber in einem bestimmten Verhältnis an. (Eine Temperaturzunahme von 1 °C entspricht etwa einer Pulsbeschleunigung von 8–12 Schlägen/min.

Geschieht dieses nicht, wie z. B. bei Typhus, so sprechen wir von einer **relativen Bradykardie**.

Ist die an einer peripheren Arterie getastete Pulsfrequenz niedriger als die Herzfrequenz, so kann man davon ausgehen, daß sich der Herzmuskel nur ungenügend kontrahiert, z. B. bei Herzinsuffizienz, und nicht jede Pulswelle in der Peripherie zu tasten ist. Diesen Zustand bezeichnen wir als **Pulsdefizit**.

In diesem Fall kann der zentrale Puls mit dem Stethoskop direkt über dem Herzen gemessen werden.

Pulsrhythmus

Beim gesunden Menschen erfolgen die Pulsschläge in regelmäßigen Zeitabständen und mit gleicher Stärke. Kommt es zu einer unregelmäßigen Schlagfolge, so spricht man von einer **Arrhythmie**.

Normalerweise erfolgt nach jeder Herzkontraktion (*Systole*) eine Erschlaffung des Herzmuskels (*Diastole*). In diesem Grundrhythmus kann aber von Zeit zu Zeit ein vorzeitiger Schlag (*Extrasystole*) eingeschaltet sein, dem eine längere Pause folgt (s. Abb. 26). Solche Extrasystolen können auch bei einem gesunden Menschen hin und wieder vorkommen, z. B. bei vorübergehender Nervosität oder bei starkem Nikotinkonsum, wobei diese Unregelmäßigkeit dann häufig als „Herzstolpern" erlebt wird.

Extrasystolen können aber auch Anzeichen für Herzerkrankungen sein.

Eine besondere Form der Extrasystolie stellt der *Bigeminuspuls* (Zwillingspuls) dar (s. Abb. 26). Hierbei erfolgt nach jeder Systole eine Extrasystole, so daß wir regelmäßige Doppelschläge palpieren können. Der Bigeminuspuls kann ein Anzeichen für eine Digitalisüberdosierung sein. (Digitalispräparate werden verabreicht, um die Kontraktionskraft des Herzens zu erhöhen.)

Häufig führt eine Herzmuskelerkrankung zur Störung in der physiologischen Reizleitung vom Herzvorhof zur Kammer, was sich dann in einer völlig unregelmäßigen Pulsfolge, einer *absoluten Arrhythmie* (Abb. 26) äußern kann.

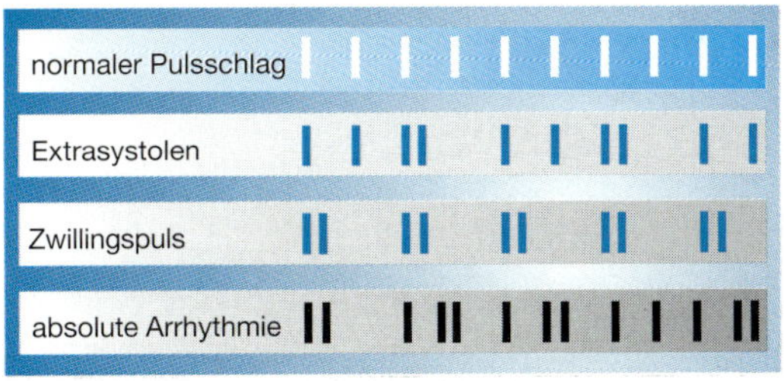

Abb. 26. Verschiedene Pulsrhythmen (Nach Juchli 1991)

Normalerweise wird der Puls nur 15 Sekunden lang gezählt und das Ergebnis mit 4 multipliziert.
Bei Patienten mit Herzerkrankungen und bei einem unregelmäßigen Puls wird grundsätzlich 1 Minute ausgezählt.

Pulsqualität

Unter Pulsqualität ist die Beschaffenheit des Pulses zu verstehen, d. h. ob ein Puls gut oder weniger gut tastbar ist.

Fühlt sich die pulsierende Arterie voll an, was abhängig ist von der zirkulierenden Blutmenge und der Elastizität der Arterien, so sprechen wir von einem „gut gefüllten" Puls. Fühlt man das pulsierende Blutgefäß nur schwach, z. B. bei einem niedrigen Blutdruck, so wird der Puls als „schlecht gefüllt" bezeichnet.

Bei Blutverlust und Kreislaufversagen ist es oft schwierig den dann „fadenförmigen" Puls (schwach gefüllt, regelmäßig, beschleunigt) zu tasten.

Pulsveränderungen können als Herzklopfen, Herzstolpern oder Herzjagen empfunden werden und Unbehagen und Angst auslösen.

Zusammenfassung

Die vom Herzen bei jeder Kontraktion ausgeworfene Blutmenge pflanzt sich als „Welle" in den Arterien fort und kann in der Peripherie an oberflächlich verlaufenden Arterien als Puls getastet werden. Die Pulsfrequenz entspricht beim gesunden Menschen der Anzahl der Kammerkontraktionen des Herzens. Die Pulsfrequenz ist vom Alter des Menschen abhängig, wobei sie beim Erwachsenen 60–80 Schläge/min beträgt.

Ein beschleunigter Puls wird als Tachykardie, ein verlangsamter Puls als Bradykardie bezeichnet. Normalerweise reihen sich die Pulsschläge in regelmäßigen Zeitabständen aneinander, wobei bestimmte Herzerkrankungen zu einem unregelmäßigen Puls, zu einer Arrhythmie führen können.

Unter Pulsqualität wird die Beschaffenheit des Pulses verstanden. Sie gibt Auskunft darüber, ob ein Puls gut oder weniger gut tastbar ist, d. h. ob er gut oder schlecht gefüllt ist.

Pulsveränderungen können beim Patienten Angstgefühl auslösen!

Aufgaben

▶ Versuchen Sie, an Ihrem Körper an den entsprechenden Arterien den Puls zu tasten.

▶ Fühlen Sie Ihren Puls zunächst in Ruhe und dann nach einer bestimmten wiederholbaren körperlichen Anstrengung. *Schätzen* Sie danach die Frequenz. Wiederholen Sie bitte den Vorgang und messen Sie den Puls mit Hilfe einer Uhr. Vergleichen Sie die Resultate miteinander!

▶ Was ist unter folgenden Begriffen zu verstehen?
  – Tachykardie,
  – Bradykardie,
  – Extrasystole,
  – Pulsdefizit,
  – Pulsqualität.

Notizen

10 Blutdruck

Zur Überprüfung der Herztätigkeit gehört außer der Pulsbeobachtung auch die Blutdruckmessung.

Der arterielle Blutdruck wird durch die Herzleistung und die peripheren Widerstandsgefäße vor den Kapillaren erzeugt. Pro Herzschlag wird ein gewisses Volumen an Blut (Schlagvolumen) in die Aorta ausgeworfen, so daß diese sich durch das Blutvolumen auswölbt. Dieser Bluteinstrom in die Aorta während der Systole erfolgt viel rascher als der Abstrom in das periphere Gefäßsystem. Deshalb ist der Blutdruck am Ende einer Systole in der Aorta am höchsten (*systolischer* Blutdruck).

Mit dem Abfließen des Blutvolumens in die Peripherie sinkt der Blutdruck allmählich in der Aorta bis auf einen tiefsten Wert, den man als *diastolischen* Blutdruck bezeichnet.

Die Aorta wirkt für das vom Herzen ausgeworfene Blut wie ein elastischer Speicher, der im zeitlichen Verlauf zwischen der Systole und der Diastole zu seinem Ausgangsvolumen zurückkehrt. Während des Rückstellvorgangs der elastischen Wände kann das Blut langsam in periphere Kapillargebiete abfließen (Windkesselfunktion, Abb. 27).

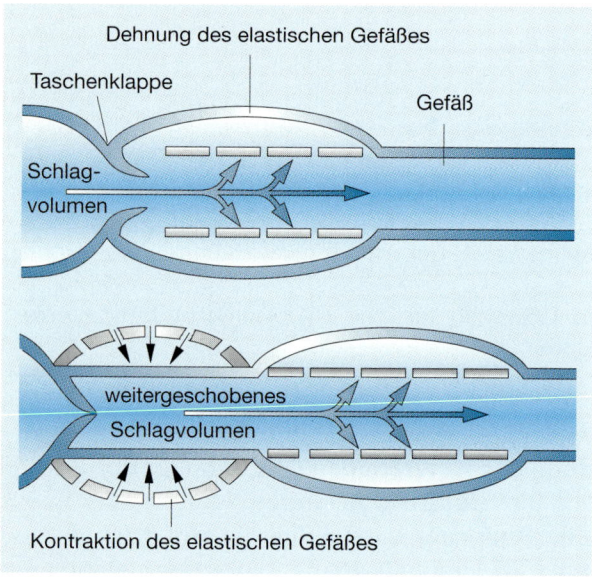

Abb. 27. Windkesselfunktion: Fortbewegung des Blutes durch die elastischen Gefäße (nach Juchli 1991)

Messung des systolischen und des diastolischen Blutdrucks

Die Blutdruckmessung kann am liegenden am sitzenden oder stehenden Menschen vorgenommen werden, wobei unterschiedliche Meßgeräte zu Anwendung kommen können. Für den klinischen Gebrauch stehen neben den Monitorsystemen für den Intensivpflegebereich Geräte mit einem uhrförmigen Manometer nach Recklinghausen zur Verfügung oder aber Geräte mit einem Quecksilbermanometer nach Riva-Rocci. (Der Blutdruck wird noch heute nach dem italienischen Pädiater *Riva-Rocci* mit RR abgekürzt.) Für die Selbstkontrolle eignen sich am besten elektronische Meßgeräte (Abb. 28).

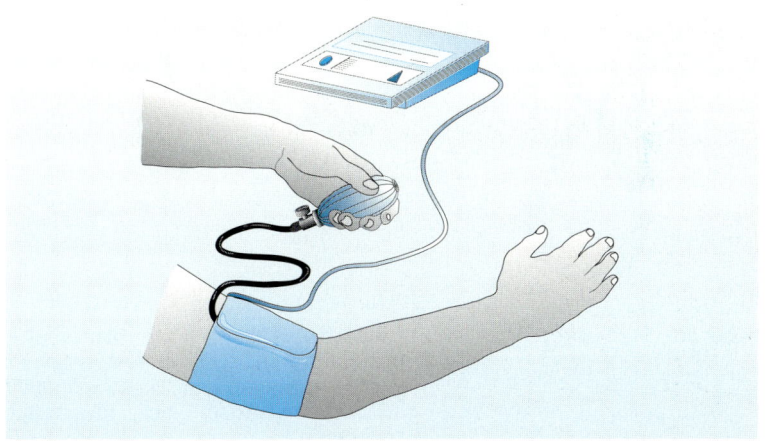

Abb. 28. Elektronische Blutdruck- und Pulsmessung für die Selbstkontrolle

Zusätzlich wird für die auskultatorische Meßmethode ein Stethoskop benötigt (Abb. 29).

Beim Anlegen der Armmanschette ist darauf zu achten, daß diese luftleer ist und der aufblasbare Gummianteil mindestens den gesamten inneren Halbumfang des Oberarms bedeckt. Die Manschette muß fest anliegen ohne abzuschnüren und soll ungefähr 2,5 cm oberhalb der Ellenbeuge enden (Abb. 30).

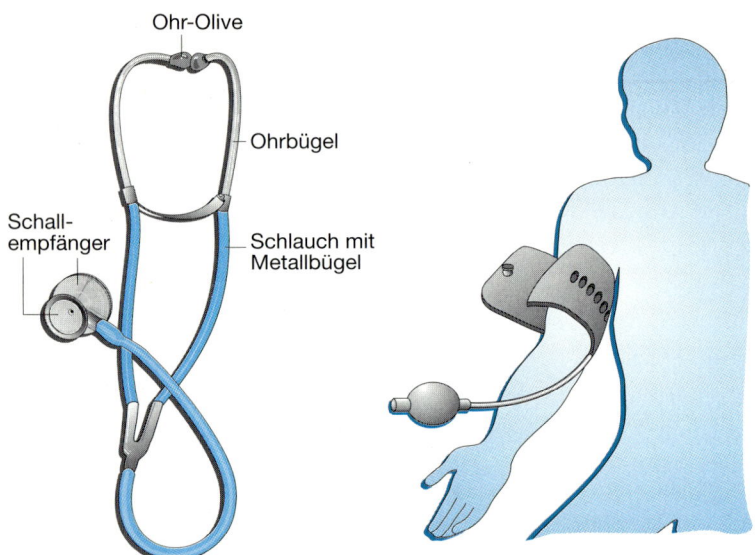

Abb. 29. Stethoskop

Abb. 30. Anlegen der Manschette. Die Manschette muß fest anliegen, ohne abzuschnüren. Sie soll ungefähr 2,5 cm oberhalb der Ellenbeuge enden

Die Ellenbeuge und der ganz leicht im Ellenbogengelenk gebeugte Unterarm sollen sich in Herzhöhe befinden (Abb. 31).

Bei der ersten Messung ist an beiden Armen zu messen. Wenn sich dabei größere Unterschiede ergeben, so soll später stets an dem Arm mit den höheren Blutdruckwerten gemessen werden.

Auch bei Kontrollmessungen soll immer der gleiche Arm genommen werden.

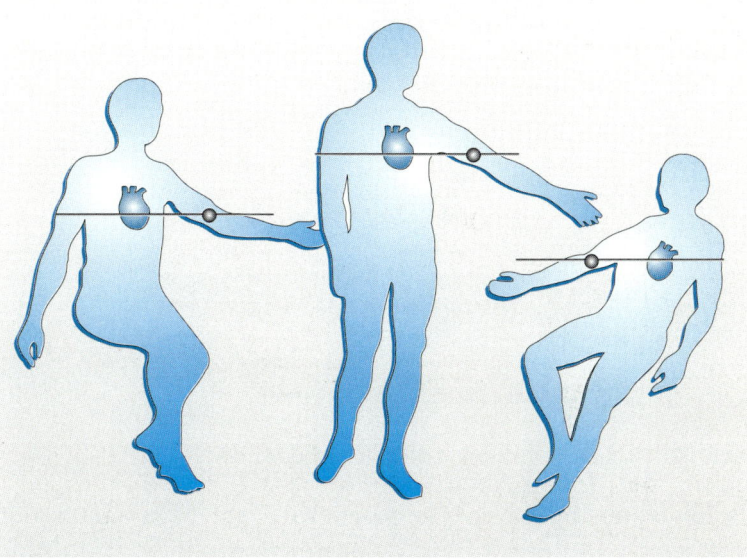

Abb. 31. Die Messung kann am sitzenden, stehenden oder liegenden Menschen erfolgen. Unabhängig von der Körperstellung soll sich das leicht gebeugte Ellenbogengelenk in Herzhöhe befinden.

Bei Verdacht auf orthostatischen Blutdruckabfall (niedriger Blutdruck, der durch das Aufstehen von der horizontalen zur vertikalen Lage entsteht), bei Hochdruckkranken und während der Therapie muß der Blutdruck stets auch im Stehen gemessen werden.

Der Manschettendruck wird unter Palpation des Radialispulses schnell auf einen Wert gebracht, der ca. 30 mm Hg oberhalb desjenigen Manometerdrucks liegt, bei dem der Radialispuls verschwindet.

Anschließend wird der Manschettendruck allmählich verringert und gleichzeitig die Schlagader in der Ellenbeuge auskultiert (Abb. 32).

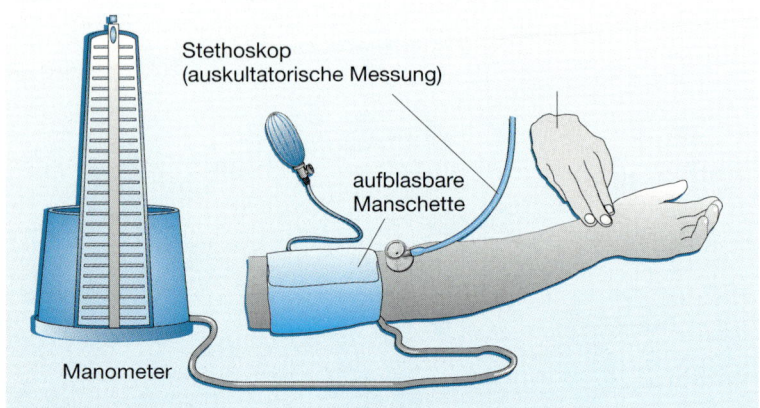

Abb. 32. Auskultatorische und palpatorische Methode

Beim ersten hörbaren Geräusch wird am Manometer der systolische Blutdruck abgelesen; der diastolische Blutdruck wird abgelesen, wenn die Geräusche völlig verschwinden (Tabelle 4).

Der Manschettendruck darf im Meßbereich des systolischen und diastolischen Blutdrucks höchstens um 2–3 mm/s vermindert werden.

Erfolgen zwei Messungen aufeinander, so soll wenigstens 1 Minute zwischen den Messungen verstreichen, und die Manschette muß völlig druckentlastet werden, um eine venöse Stauung zu vermeiden.

Die Druckwerte sollen möglichst genau abgelesen und nicht abgerundet werden.

Bei Oberarmumfängen von mehr als 40 cm lassen sich Meßfehler durch Verwendung einer breiteren Manschette verringern. In diesem Fall benutzt man, wie bei der Messung am Oberschenkel, eine 16–20 cm breite und 60–80 cm lange Stoffmanschette mit entsprechend größerem Gummiteil.

Bei Kindern werden schmalere Manschetten (2,5 cm, 5 cm, 8 cm Breite) benutzt, wobei etwa zwei Drittel des Oberarms bedeckt sein sollen.

Tabelle 4. Auftreten (Systole) und Verschwinden (Diastole) des Tones beim Blutdruckmessen

Manschettendruck	Arterienverhältnisse Systole/Diastole	Geräusch/Ton
1. Straff angelegte Manschette ohne Druck	Blutbahn frei durchgängig	Kein Geräusch da kein Außendruck überwunden werden muß
2. Manschettendruck bis 250 mmHg	Oberarmschlagader ist ganz komprimiert	Kein Geräusch Blutströmung ist ganz unterbrochen, keine Pulswellen hörbar
3. Manschettendruck allmählich lockern (bis ca. 180 mmHg)	Arterienkompression nicht mehr total, eine erste kleine Pulswelle erscheint unterhalb der Manschette	Auftreten des 1. Tones Diese 1. Pulswelle erzeugt eine hörbare Schwingung und wird als Ton registriert: *systolischer Druck*
4. Manschettendruck weiter reduzieren (<90 mmHg)	Die Arterie füllt sich wieder, der Blutdruck wird wieder höher als der Manschettendruck. Der Blutstrom wird durch Kompression nicht mehr unterbrochen	Der letzte Ton wird hörbar, wenn die Pulswelle in der Diastole gerade noch einen kleinen Gegendruck überwinden muß. Die Töne verschwinden, wenn der Manschettendruck niedriger ist als der arterielle Druck: *diastolischer Druck*

Fehler, die bei der Blutdruckmessung häufig gemacht werden:

● unzureichende Ruhepausen vor der Messung,
● abschnürende Kleidung oberhalb der Manschette,
● fehlende Entspannung des Armes,
● falsche Armlagerung (z. B. herabhängender Arm im Liegen),
● Ablaßgeschwindigkeit des Manschettendrucks zu hoch,
● Nebengeräusche, die das Hörvermögen beeinträchtigen.

Meßeinheit
Die Blutdruckwerte werden meistens in mm Hg (Millimeter Quecksilbersäule) angegeben. Nur zögernd setzt sich die zu bevorzugende Angabe in SI-Einheiten durch (SI = *S*ystème *I*nternational d´Unités). Die SI-Einheit für die Meßgröße Druck ist 1 Pascal: 1 mm Hg = 0,133 kPa.

Normwerte
Die Normwerte sind abhängig vom Alter, dem Geschlecht und der Konstitution eines Menschen, wobei die psychische Verfassung oder die jeweiligen Aktivitäten (körperliche Anstrengung, Ruhe, Schlaf) den Blutdruck beeinflussen können.

Mittelwerte
Säugling: 75/50 mm Hg,
Schulkind: 90/60 mm Hg,
Jugendlicher: 110/75 mm Hg,
Erwachsener: 120/80 mm Hg.

(Die Zahl vor dem Schrägstrich gibt den systolischen, die Zahl nach dem Schrägstrich den diastolischen Druck an.)

Die Spannweite zwischen dem systolischen und dem diastolischen Wert wird als Amplitude bezeichnet. Sie beträgt beim gesunden Erwachsenen ca. 40–60 mm Hg.

Nur wiederholte Messungen an verschiedenen Tagen und zu unterschiedlichen Tageszeiten erlauben ein Urteil über den Blutdruck eines Menschen.

Die WHO (*W*orld *H*ealth *O*rganization) empfiehlt mindestens 3 Messungen bei mindestens 2 verschiedenen Gelegenheiten.

Erhöhter Blutdruck (Hypertonie)

Etwa jeder fünfte Mensch im Alter von über 40 Jahren leidet an zu hohem Blutdruck, der später zu einer Herz- und Gefäßschädigung führen kann.

Weil der hohe Blutdruck häufig über einen langen Zeitraum keine Beschwerden macht, weiß nur ein Teil der Betroffenen von diesem hohen Blutdruck.

Dauernd erhöhte Blutdruckwerte werden als chronisch-arterielle Hypertonie bezeichnet. Als obere Grenze des normalen Blutdrucks wird beim Erwachsenen ein Wert von 140/90 mm Hg angenommen, wobei Werte ab 160/95 mm Hg als Hypertonie bezeichnet werden.

Je nach Ursache und pathogenetischen Kriterien unterscheiden wir den *essentiellen* (primären) Hypertonus von dem *symptomatischen* (sekundären) Hypertonus. Der essentielle Hypertonus ist wahrscheinlich multigenetisch bedingt und wird durch Umwelteinflüsse, Überernährung oder durch Alkoholkonsum manifest. Eine essentielle Hypertonie liegt vor, wenn bei mehrmaliger Messung der normale Blutdruck von 140/90 mm Hg überschritten wird und man keine anderen Ursachen nachweisen kann.

Ca. 80–85 % der Hypertoniker leiden an dieser Hypertonieform. Begleiterscheinungen sind häufig Kopfschmerzen, Ohrensausen oder Nervosität. Oft handelt es sich um adipöse Patienten, deren Blutdruck unter körperlicher Belastung sehr schnell ansteigt, meistens einhergehend mit einem stark geröteten Gesicht („roter Hochdruck").

Die *renale* Hypertonie gehört zu den sekundären Hypertonieformen. Im Prinzip kann jede ein- oder beidseitige Nierenerkrankung zum Hochdruck führen, der im wesentlichen auf zwei Faktoren zurückzuführen ist:
Liegt eine Beeinträchtigung der Nierenfunktion vor, so ist die Natriumausscheidung nicht mehr gewährleistet und Natriumchlorid wird retiniert. Das hat eine Zunahme der gesamten Flüssigkeitsmenge im Gefäßsystem zur Folge. Außerdem bewirken einige Arten von diffusen Erkrankungen des Nierengewebes eine Störung im hormonalen Renin-Angiotensin-System und darüber eine Blutdrucksteigerung = *renoparenchymatöse* Hypertonie.

Die *renovaskuläre* Hypertonie ist eine Form des Bluthochdrucks, bei der eine Störung in der Durchblutung der Nierenarterien vorliegt infolge arteriosklerotischer Veränderungen.

Liegen Störungen im Bereich des Herz-Kreislauf-Systems und der Gefäße vor, einhergehend mit erhöhtem Blutdruck, so sprechen wir von der *kardiovaskulären* Form des Hypertonus. Auch *endokrine* Störungen können mit einem Hypertonus einhergehen, wie z. B. eine Erkrankung der Nebennierenrinde (Morbus Cushing) oder eine Überfunktion der Schilddrüse (Hyperthyreose).

Besonders Schwangere und Frauen, die hormonale Kontrazeptiva einnehmen, sollten besonderen Wert auf regelmäßige Blutdruckkontrollen legen; denn sowohl eine Schwangerschaft als auch die Einnahme von Ovulationshemmern, besonders in Kombination mit Zigarettenkonsum, wirken blutdrucksteigernd.

Erniedrigter Blutdruck (Hypotonie)

Eine Hypotonie liegt vor, wenn der systolische Wert bei Männern weniger als 110 mm Hg – und bei Frauen weniger als 100 mm Hg beträgt. Auch beim erniedrigten Blutdruck unterscheiden wir den primären (essentiell, chronische Form) von dem sekundären Hypotonus. Unter der primären Hypotonie wird eine Regulationsstörung des Blutdrucks verstanden, wobei eine Grundeinstellung auf zu niedrigem Niveau erfolgt. Dabei haben die Betroffenen, obwohl manchmal sogar beschwerdefrei, recht niedrige Blutdruckwerte. Allerdings klagen viele Hypotoniker auch über Schwindelgefühl, Antriebsarmut, Abgeschlagenheit und Müdigkeit.

Schon alleine regelmäßig betriebene sportliche Aktivitäten bewirken eine Blutdrucksteigerung und somit eine Verbesserung des Wohlbefindens.

Während die primären Hypotonieformen meistens harmlos – und durch eine Regulationsstörung gekennzeichnet sind, werden die sekundären Formen meistens durch eine ernstzunehmende Grundkrankheit ausgelöst.

Ursachen können z. B. konsumierende, endokrine oder chronische Erkrankungen sein. Ebenso können langandauernde Fieberzustände oder eine Herzinsuffizienz mit einem pathologischen Absinken des Blutdrucks einhergehen.

Wird eine Hypotonie sehr kritisch, einhergehend mit einer Mangeldurchblutung des peripheren Kreislaufs und einer Verminderung der kapillaren Durchblutung, so sprechen wir vom Schock.

Die Ursachen für einen Schock können ganz unterschiedlich sein:
Kommt es z. B. durch einen Unfall zu einem großen Blutverlust, so bezeichnen wir diese Schockform als *hypovolämischen* Schock.

Primäres Herzversagen kann zum *kardiogenen* Schock führen.

Reagiert ein Mensch allergisch, insbesondere auf Medikamente oder aber auch auf einen Insektenstich, so kann das einen *anaphylaktischen* Schock herbeiführen.

Durch die massive Einwirkung auf das Zentrale Nervensystem kann ein *neurogener* Schock hervorgerufen werden. Ursachen dafür können z. B. ein Schädel-Hirn-Trauma, eine tiefe Narkose oder bestimmte Medikamente sein.

Auch bei schweren Allgemeininfektionen mit Bakterienstreuung über den Blutkreislauf werden nach anfänglicher Vasokonstriktion die Arteriolen so gelähmt, daß eine Gefäßweitstellung eine Hypotonie mit Schockfolge auslösen kann, wobei wir diesen Zustand als *septischen* Schock bezeichnen, der meistens mit hohem Fieber einhergeht.

Zusammenfassung

Zur Überprüfung der Herztätigkeit gehört neben der Pulsbeobachtung auch die Blutdruckmessung. Beim Blutdruck unterscheiden wir den systolischen und den diastolischen Druck, wobei für die Messung im Klinikbereich unterschiedliche Meßgeräte zur Verfügung stehen. Um genaue Meßwerte zu erhalten müssen bestimmte Fehlerquellen ausgeschlossen werden.

Die Blutdruckwerte werden meistens in mm Hg (Millimeter Quecksilbersäule) angegeben, wobei sich zögernd die Angabe in SI-Einheiten durchsetzt.

Normwerte (Mittelwerte)

Säugling: 75/50 mm Hg,
Schulkind: 90/60 mm Hg,
Jugendlicher: 110/75 mm Hg,
Erwachsener: 120/80 mm Hg.

Die Spannbreite zwischen dem systolischen und dem diastolischen Druck wird als Amplitude bezeichnet.

Werte ab 160/95 mm Hg bezeichnen wir als Hypertonie. Je nach Ursache und pathogenetischen Kriterien unterscheiden wir den *essentiellen* vom *symptomatischen* Hypertonus. Der essentielle Blutdruck ist wahrscheinlich multigenetisch bedingt. An ihm leiden ca. 80–85 % aller Hypertoniker. Zu den symptomatischen Hypertonusformen gehören der renoparenchymatöse, der renovaskuläre und der kardiovaskuläre Hypertonus. In der Schwangerschaft kann sich ein Hypertonus entwickeln, und hormonelle Kontrazeptiva, besonders in Kombination mit Zigarettenkonsum, wirken blutdrucksteigernd.

Eine Hypotonie liegt vor, wenn der systolische Wert bei Männern weniger als 110 mm Hg und bei Frauen weniger als 100 mm Hg beträgt. Während die primären Hypotonieformen meistens harmlos und durch eine Regulationsstörung gekennzeichnet sind, werden die sekundären Formen meistens durch ernstzunehmende Grunderkrankungen ausgelöst, z.B. durch konsumierende, chronische oder endokrine Erkrankungen.

Wird eine Hypotonie sehr kritisch, einhergehend mit einer Mangeldurchblutung des peripheren Kreislaufs und einer Verminderung der kapillaren Durchblutung, so sprechen wir vom Schock.

Wir unterscheiden, je nach Entstehungsursache, verschiedene Schockformen:

- den hypovolämischen Schock,
- den kardiogenen Schock,
- den anaphylaktischen Schock,
- den neurogenen Schock,
- den septischen Schock.

Aufgaben

▶ Sie wollen einer Mitschülerin die Vorgehensweise bei der Blutdruckmessung erklären. Vergessen Sie nicht, dabei auch auf mögliche Fehlerquellen hinzuweisen!

▶ Messen Sie sich gegenseitig den Blutdruck und verändern Sie dabei die Situationen: z. B. zunächst im Liegen, dann sofort nach dem Aufstehen und nach 20 Kniebeugen. Vergleichen Sie die jeweiligen Werte miteinander!

▶ Sie lesen in einer Fachzeitschrift einen Pflegebericht, in dem die Blutdruckwerte in SI-Einheiten angeben werden. Wie können Sie diese Werte in mm Hg umrechnen?

Notizen

11 Körpertemperatur

Lernziele

- Die Temperaturregulationsmechanismen erklären können.
- Mögliche Fieberursachen aufzählen können.
- Erklären können, was unter kontinuierlichem, remittierendem und interemittierendem Fieber zu verstehen ist.
- Die unterschiedlichen Phasen des Schüttelfrostes darstellen können.
- Beschreiben können, welche Möglichkeiten es gibt, die Körpertemperatur festzustellen.

Temperaturregulation

Im Körper wird durch die Assimilation von Nährstoffen und durch Muskelarbeit Wärme freigesetzt. Die Wärmeabgabe erfolgt durch die Wärmeleitung, durch Wärmestrahlung und durch Verdampfung von Wasser im Respirationstrakt, bzw. an der Haut, und geringe Wärmemengen werden auch mit dem Urin und dem Stuhl abgegeben. Für eine konstante Körpertemperatur ist wichtig, daß ein Gleichgewicht zwischen der Wärmeproduktion und der Wärmeabgabe besteht.

Eine konstante Körpertemperatur ist die Bedingung für normale Körperfunktionen.

Normale Körpertemperatur

Beim Menschen gilt als Normwert eine Körpertemperatur von 37 °C im Körperinnern (Kerntemperatur), wobei hingegen an den verschiedenen Körperteilen unterschiedliche Temperaturen gemessen werden können. So sind die Extremitäten meistens kühler als der übrige Körper. Die Kerntemperatur ändert sich bei Schwankungen der Umgebungstemperatur nur wenig, weist jedoch regelmäßige Tagesschwankungen zwischen 0,5 °C – 0,7 °C auf.

Menschen, die einen normalen Tag-Nacht-Rhythmus haben, d. h. tagsüber wach sind und nachts schlafen, haben das Temperaturminimum ca. um 6.00 Uhr früh, das Temperaturmaximum am späten Nachmittag (s. Abb. 33). Schläft ein Mensch, so ist seine Körpertemperatur am niedrigsten, bei großer Aktivität hingegen am höchsten.

Bei Frauen kommt es zu Temperaturschwankungen im Rahmen des Menstruationszyklus. Mit dem Eisprung (Ovulation) steigt die Temperatur um ca. 0,5 °C an und bleibt in der zweiten Zyklushälfte erhöht. Mit Einsetzen der Menstruation sinkt die Temperatur wieder. Mit Messung der Basaltemperatur kann der Zeitpunkt des Eisprungs und somit bei Kinderwunsch die befruchtbare Phase festgestellt werden. Manche Frauen führen eine regelmäßige Basaltemperaturmessung durch, um eine Schwangerschaft zu verhüten, wobei diese Methode zu den unsicheren Verhütungsmethoden gehört.

Wärmeproduktion – Wärmeabgabe

Zahlreiche chemische Reaktionen im menschlichen Körper bewirken ständig eine Wärmeproduktion, wobei die Nah-

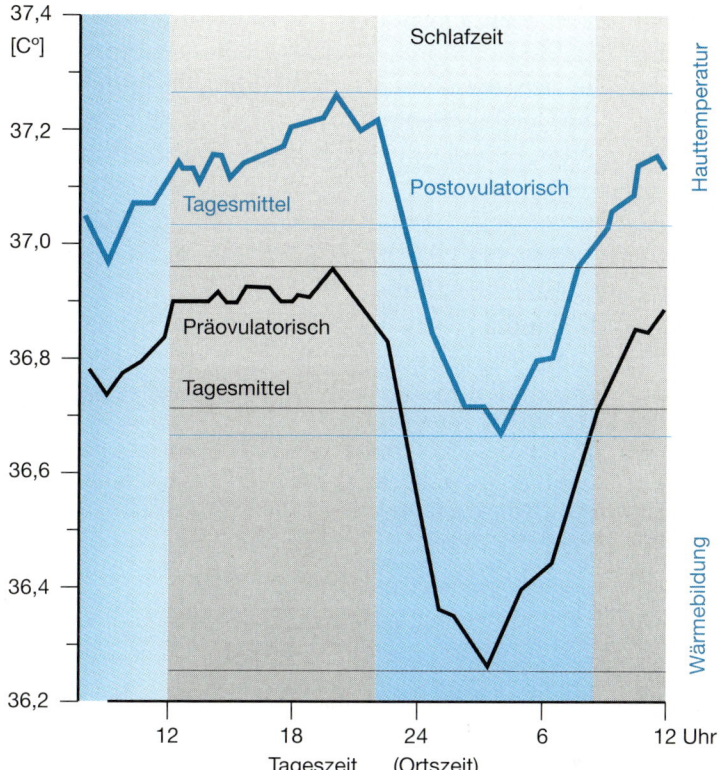

Abb. 33. Schwankungen der Tagestemperaturen einer Frau, *unten* vor dem Eisprung (=präovulatorisch), *oben* nach dem Eisprung (=postovulatorisch). Auch bei Männern ist eine ähnliche Tagesrhythmik der Körpertemperatur vorhanden, allerdings ohne Sprung, wie bei der Frau während des monatlichen Zyklus. Die tiefste Temperatur wird nachts um 3.00 Uhr und die höchste Temperatur abends um 18.00 Uhr erreicht. Die Amplitude (Ausschlag) der Temperaturkurve beträgt ca. 0,8 °C. (Aus Spornitz 1993)

rungsaufnahme die Wärmeproduktion steigert, die Hauptwärmequelle jedoch die Muskelkontraktion darstellt. Die Hautdurchblutung und die Schweißdrüsentätigkeit sind weitgehend dafür bestimmend, in wieweit Wärme vom Körper abgegeben oder zurückgehalten wird. Im bekleideten Zustand ist der Mensch durch die festgehaltenen Luftschichten isoliert, die sich zwischen seiner Kleidung befinden. Die von seiner Haut abgegebene Wärme muß diese Schichten passieren, um dann an die ihn umgebende vorbeiströmende Luft zu gelangen.

Ein weiterer entscheidender Vorgang für die Wärmeabgabe ist die Wasserverdampfung durch die Haut und die Schleimhäute. Eine bestimmte Wassermenge (ca. 50 ml/ Stunde) wird ständig verdampft (Perspiratio insensiblis), dabei wird ständig Wärme verbraucht.

Wärmeproduktion und -abgabe des Körpers sehen wie folgt aus:

Körperwärme wird produziert durch:
– basale Stoffwechselvorgänge
– Nahrungsaufnahme (spezifisch-dynamische Wirkung)
– Muskeltätigkeit
Körperwärme wird abgegeben durch:
– Strahlung und Leitung,
– Verdampfung von Schweiß,
– Atmung,
– Harn und Stuhl.

Temperaturregulationsmechanismen

In nachfolgender Übersicht sind die reflektorischen und halbreflektorischen Temperaturregulationsmechanismen dargestellt (S. 119).

Die Reflexantworten auf Kälte und Wärme sind im Hypothalamus, einem Anteil des Zwischenhirns, integriert. Eine Reizung dieses vorhandenen Anteils bewirkt eine Gefäßerweiterung (Vasodilatation) in der Haut und Schweißsekretion. Eine Störung in diesem Bereich führt zu einer hohen Körpertemperatur.

Durch Kälte aktivierte Mechanismen:
Kältezittern
Hunger
gesteigerte willkürliche Aktivität
gesteigerte Sekretion von TSH, Noradrenalin
und Adrenalin
} Steigerung der
Wärmeproduktion

Vasokonstriktion der Hautgefäße
Einrollen
Gänsehaut
} Verminderung der
Wärmeabgabe

Durch Wärme aktivierte Mechanismen:
Vasodilatation der Hautgefäße
Schweißsekretion
gesteigerte Atmung
} Steigerung der
Wärmeabgabe

Apathie und Untätigkeit
verminderte Sekretion von TSH
} Verminderung der
Wärmeabgabe

Eine Stimulierung des hinteren Anteils kann Schüttelfrost auslösen.

Fieber (Febris)

Hat ein Mensch Fieber, so verhält sich sein thermoregulatorischer Mechanismus so, als wäre seine Körpertemperatur auf einen höheren Wert (über 37 °C) eingestellt. Man kann diesen Vorgang mit der „Verstellung eines Thermostaten" vergleichen. Die Temperaturrezeptoren signalisieren, daß seine Kerntemperatur unter dem Sollwert liegt, und die Mechanismen für die Erhöhung der Kerntemperatur werden aktiviert. Es kommt zu Frösteln im Zusammenhang mit der Konstriktion der Hautgefäße, und es kann sogar ein Schüttelfrost auftreten.

Wir unterscheiden bei erhöhter Körpertemperatur folgende Richtwerte:

subfebrile Temperatur: 37°–37,9 °C,
mäßiges Fieber: 38°–38,5 °C,
hohes Fieber: 38,6°–40,5 °C,
sehr hohes Fieber: ≥40,5 °C

Ursachen

Die Ursachen für eine erhöhte Körpertemperatur oder für
die Entstehung von Fieber sind unterschiedlich:
Bei vielen infektiösen Erkrankungen kommt es zum Tempe-
raturanstieg, der durch die Produktion von fiebererzeugen-
den Substanzen (endogene Pyrogene) ausgelöst wird. Endogene Pyrogene sind Eiweißkörper, die von den weißen Blut-
zellen als Antwort z. B. auf Viren oder Bakterientoxine freigesetzt werden (*bakterielles Fieber*).

Hierbei wirkt die fiebererregende Substanz direkt auf das
Thermoregulationszentrum im Sinne einer „Verstellung".

Nach einer Operation kann man einige Tage lang eine
erhöhte Körpertemperatur beobachten, die jedoch meistens
38,5 °C nicht überschreitet. Die Temperaturerhöhung ist die
Folge der Resorption zerstörter Gewebselemente, die bei einer
Operation oder einem Trauma entstehen (*Resorptionsfieber*).

Liegt eine Schädigung direkt im Temperaturregulationszentrum vor, z. B. infolge eines Tumors oder einer Schädelverletzung und die Temperatur steigt an, so sprechen wir von
zentralem Fieber.

Kann ein Mensch wegen zu großen Flüssigkeitsmangels
nicht schwitzen und somit keine Wärme abgeben, kommt es
zu einem Anstieg der Körpertemperatur, zum sog. *Durstfieber*, was besonders bei Säuglingen sehr gefährlich sein kann.

Auch auf körperfremde Eiweiße (Impfstoffe, Transplan-
tate) kann der Körper ebenfalls mit erhöhter Körpertemperatur oder Fieber reagieren.

Erleidet ein Mensch einen „*Hitzschlag*", so geht dieser meist mit einer hohen Körpertemperatur (ca. 40 °C) einher. Ein Hitzschlag kann entstehen, wenn aufgrund des hohen Feuchtigkeitsgehaltes der Luft und einer sehr hohen Temperatur der Körper die Wärme nicht abgeben kann und sie sich im Körper staut. Die Haut fühlt sich dann trocken und heiß an und ist gerötet. Ein Hitzschlag kann lebensbedrohlich sein.

Typen

Kontinuierliches Fieber (gleichbleibendes Fieber) (Abb. 34)

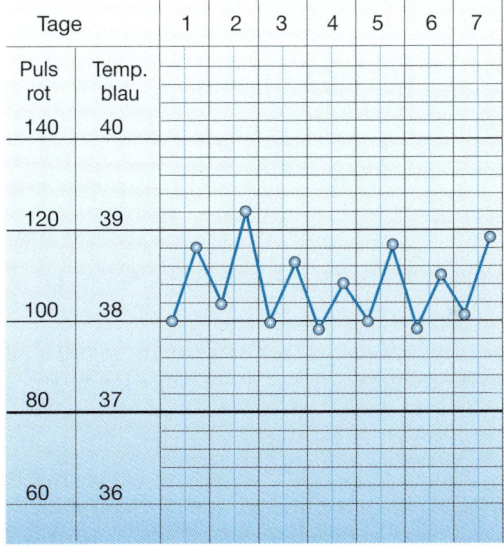

Abb. 34. Kontinuierliches Fieber

Hierbei handelt es sich um einen Fiebertypus, dessen Tagesschwankungen innerhalb von 24 Stunden weniger als 1 °C betragen.

Remittierendes Fieber (Zeitweilig nachlassendes Fieber) (Abb. 35)

Hier zeigen sich Tagesschwankungen zwischen 1 °C und 1,5 °C. Der niedrigste Wert liegt jedoch über dem Normwert.

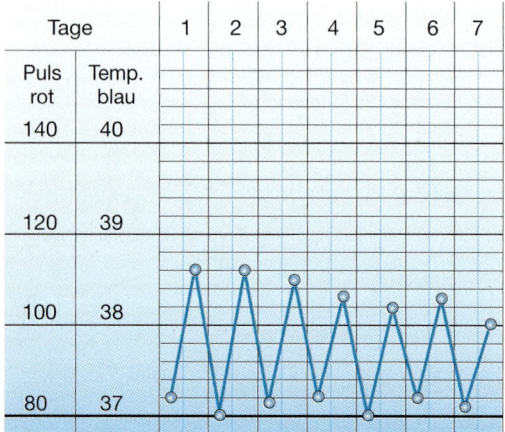

Abb. 35. Remittierendes Fieber

Intermittierendes Fieber (zeitweilig aussetzendes Fieber) (Abb. 36)

Während dieses Fieberverlaufs sind fieberfreie Intervalle zu beobachten, entweder innerhalb eines Tages oder im Verlauf von mehreren Tagen.

Fieberstadien

Oft kann man während eines Fieberverlaufes 3 Stadien erkennen:

Zunächst steigt das Fieber an, erreicht dann irgendwann den höchsten Temperaturwert und fällt dann wieder ab (Fieber-

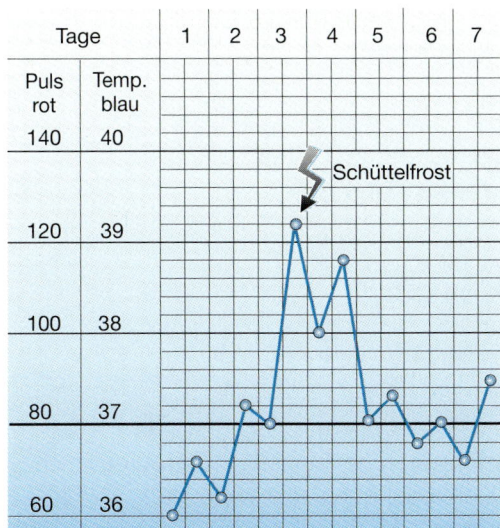

Abb. 36. Intermittierendes Fieber

anstieg – Fieberhöhe – Fieberabfall). Der Fieberabfall kann langsam erfolgen, z. B. mehrere Tage dauern und ist somit für den Organismus weniger belastend. Wir sprechen dann von einem *lytrischen* Fieberanfall.

Fällt das Fieber plötzlich (***kritischer Fieberabfall***), so stellt das eine große körperliche Belastung dar, was auch zu Kreislaufkomplikationen führen kann.

Allgemeine Krankheitszeichen bei Fieber

- Erhöhter Puls (Tachykardie),
- beschleunigte Atmung (Tachypnoe),
- trockene und belegte Zunge,
- Fieberbläschen (Herpes labialis febrilis),
- heiße und trockene Haut oder Schwitzen,

- glänzende Augen, Lichtempfindlichkeit,
- Schmerzen hinter den Augen,
- Gelenkschmerzen,
- Muskelschmerzen,
- verminderte Urinausscheidung (Oligurie),
- Stuhlverstopfung (Obstipation),
- Müdigkeit, Schlafstörungen,
- Abgeschlagenheit,
- allgemeines Krankheitsgefühl.

Schüttelfrost

Als eine für den Patienten sehr belastende Begleiterscheinung bei Fieber kann der Schüttelfrost auftreten. Er ist die Reaktion des Körpers auf die Störung im Thermoregulationsmechanismus, indem die Körpertemperatur erhöht werden soll (s. S. 119). Vom Temperaturzentrum geht ein „Befehl" zur Muskulatur, sich rasch zu kontrahieren, damit Wärme entstehen kann.

Der Schüttelfrost ist durch 4 Phasen gekennzeichnet:

Phase 1:
Der Patient friert, schüttelt sich und zittert an den Extremitäten. Der Puls ist schnell und fühlt sich „fadenförmig" an. Es ist wichtig, dem Patienten jetzt Wärme zuzuführen und ihn zu beruhigen. Wohltuend können heiße Getränke sein, eine Wärmflasche oder eine zusätzliche Bettdecke.

Phase 2:
In dieser Phase erreicht die Körpertemperatur ihren Höhepunkt. Der Patient leidet unter einem Wärmegefühl (Wärmeelemente deshalb entfernen), das Schütteln hört auf, doch ist der Patient meistens unruhig. Bei unklarer Ursache oder

bei Verdacht auf eine Sepsis wird gleich nach dem Muskelzittern vom Arzt Blut für eine Blutkultur abgenommen, da zu diesem Zeitpunkt die größte Erregerschwemme zu erwarten ist.

Phase 3:
Jetzt besteht die Gefahr des kritischen Fieberabfalls und Kollapsgefahr. Der Patient schwitzt, die Temperatur sinkt, ebenso wie die Puls- und Atemfrequenz.
Krankenbeobachtung!

Phase 4:
Aufgrund der enormen körperlichen Belastung durch den Schüttelfrost ist der Patient meistens erschöpft und möchte schlafen.

> Die Kontrolle der Körpertemperatur muß sofort nach einem Schüttelfrost und in den ersten Stunden danach *regelmäßig* erfolgen.

Temperaturmessung

Die Körpertemperatur kann durch unterschiedliche Meßmethoden, die in ihrer Genauigkeit variieren, ermittelt werden. Die am häufigsten durchgeführten Meßarten sind:

- axillare Messung (in der Achselhöhle),
- rektale Messung (im Enddarm),
- orale oder sublinguale Messung (im Mund).

Für diese Meßarten stehen unterschiedliche Thermometer zur Verfügung:

Mit dem *Maximalthermometer* kann man die axillare, die rektale oder auch die sublinguale Messung durchführen. Am unteren Ende des Thermometers befindet sich eine mit Quecksilber gefüllte Erweiterung. Während der Temperaturmessung dehnt sich infolge der Erwärmung das Quecksilber gleichmäßig aus und steigt in dem Glasröhrchen auf. Oberhalb des Quecksilberdepots besitzt das Steigröhrchen eine kapillare Verengung. Aus diesem Grund kann bei Beendigung der Messung und somit beim Abkühlen der sich dann wieder zusammenziehende Quecksilberfaden nicht mehr zurücktreten und reißt an dieser Stelle ab.

So kann die Quecksilbersäule nur minimal absinken und bleibt auf der erreichten Höhe stehen (gemessene Körpertemperatur). Die Temperaturskala auf dem Thermometer reicht von 35°–42 °C.

Sehr verbreitet im Krankenhausbereich sind inzwischen die *Digitalthermometer*, die wasserdicht sind und die Beendigung der Messung (je nach Fabrikat, meistens nach 60 s.) mit einem Piepston ankündigen.

Der Temperaturwert kann auf einer Digitalanzeige abgelesen werden.

Der Meßbereich liegt zwischen 32° und 42 °C.

Um die Temperatur der Haut messen zu können, kann man ein *elektromagnetisches Thermometer* benutzen, das auf die Haut gelegt wird. Die Temperaturanzeige erscheint auf einer Sklala des angeschlossenen Gerätes.

Außerdem stehen für die Temperaturmessung elektronische rektal einzuführende *Meßsonden* zur Verfügung, die mit einem Monitor verbunden sind, so daß die Körpertemperatur vom Monitor abgelesen werden kann. Diese Art der Temperaturmessung wird überwiegend im Intensivpflegebereich eingesetzt.

Durchführung der Messung

Bei der *axillaren* Meßmethode wird das Thermometer mit der Spitze in die trockene Achselhöhle gelegt, so daß es allseitig von Haut umschlossen ist. Dabei dürfen sich keine Kleiderfalten zwischen Haut und Thermometer legen. Der Patient soll während der Messung den angewinkelten Arm an den Oberkörper legen. Die Meßdauer beträgt 8–10 min.

Wird die *rektale* Messung durchgeführt, kann die Lagerung des Patienten unterschiedlich sein. Entweder er legt sich auf die Seite mit leicht angewinkelten Knien, auf den Rücken mit angezogenen Beinen oder auf den Bauch, was bei Kindern günstig ist. Das Thermometer wird aus hygienischen Gründen mit einer Schutzhülle versehen und vorsichtig unter leichten Drehbewegungen ca. 2–3 cm in den Enddarm eingeführt; evtl. muß das Thermometer während der Messung aus Sicherheitsgründen festgehalten werden, besonders bei unruhigen und desorientierten Patienten und bei Kindern. Die Meßdauer beträgt 3–4 min.

Wird die *sublinguale* oder *orale* Meßmethode durchgeführt, so ist die Lage des Thermometers von besonderer Bedeutung. Das Thermometer wird so in den Mund eingeführt, daß das untere Ende unter der Zunge liegt und zwar auf der rechten oder linken Seite (Abb. 37), denn die Mundtemperatur ist beim Übergang vom Zungengrund zum Zungenboden am höchsten. Die Meßdauer beträgt 5 min.

█ Einmalthermometerhülle nur bei rektaler Messung verwenden.

Zeit und Häufigkeit der Messung

Im Krankenhaus wird die Körpertemperatur normalerweise 1- bis 2mal täglich gemessen und zwar am frühen Morgen

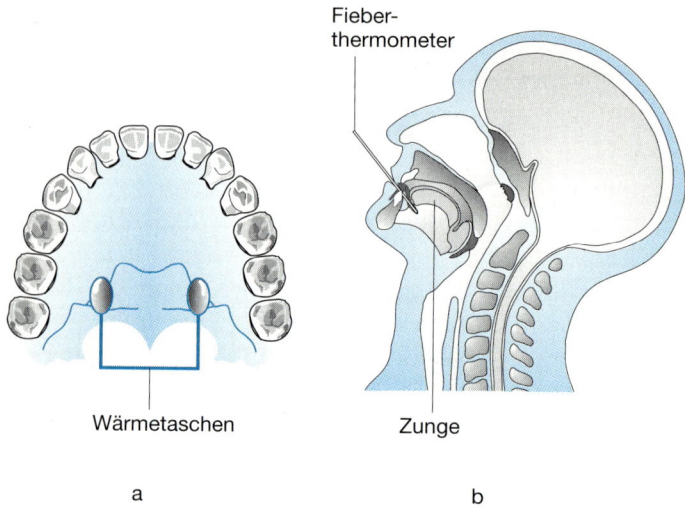

Fieber-
thermometer

Wärmetaschen   Zunge

a   b

Abb. 37. Orale Fiebermessung

und am späten Nachmittag, um das Temperaturminimum und -maximum zu erfassen. Die Körpertemperatur sollte niemals nach Aufregung, sondern in Ruhe gemessen werden.

Bei Fieber, starken Temperaturschwankungen, fiebersenkenden Maßnahmen oder bei Unterkühlung muß die Körpertemperatur häufiger kontrolliert werden.

Zusammenfassung

Für die Körpertemperatur ist wichtig, daß ein Gleichgewicht zwischen der Wärmeproduktion und der Wärmeabgabe besteht. Beim Menschen gilt als Normwert eine Körpertemperatur von 37 °C, die als Kerntemperatur bezeichnet wird.

Zahlreiche chemische Reaktionen im Körper bewirken ständig eine Wärmeproduktion, wobei die Stoffwechselleistung besonders benötigt wird bei Muskeltätigkeit. Die Hautdurchblutung und die Schweißdrüsentätigkeit sind weitgehend dafür bestimmend, in wieweit Wärme vom Körper abgegeben oder zurückgehalten wird.

Die Regulierung der Körpertemperatur wird vom Temperaturregulationszentrum gesteuert, das sich im Hypothalamus, einem Teil des Zwischenhirns, befindet. Störungen dieses Zentrums können Fieber oder Schüttelfrost auslösen. Je nach Ursachen unterscheiden wir: Bakterielles Fieber, Resorptionsfieber, zentrales Fieber und „Durstfieber". Auch der Hitzschlag geht mit hoher Körpertemperatur einher.

Im Rahmen der Krankenbeobachtung können unterschiedliche Fiebertypen beobachtet werden, nämlich: Kontinuierliches Fieber, remittierendes und intermittierendes Fieber.

Das Fieber kann nach erreichter Fieberhöhe allmählich abfallen (Lysis) oder ganz plötzlich (Krisis), was sehr kreislaufbelastend ist.

Für einen Patienten ebenfalls sehr belastend ist der Schüttelfrost als eine des öfteren auftretende Fieberbegleiterscheinung.

Die Temperaturmessung kann an unterschiedlichen Körperstellen durchgeführt werden, unter der Achselhöhle, im Enddarm und im Mund, wobei verschiedene Thermometerarten Anwendung finden. Entscheidend ist, die jeweilige Meßmethode korrekt durchzuführen, um genaue Meßwerte zu erhalten.

Aufgaben

▶ Sicher haben auch Sie schon einmal Fieber gehabt. Versuchen Sie, sich an diesen Zustand zu erinnern, um entsprechende allgemeine Pflegemaßnahmen ableiten zu können.

▶ Vergleichen Sie die Vorgehensweise bei der axillaren, rektalen und sublingualen Meßmethode. Stellen Sie die Vor- und Nachteile der jeweiligen Methode heraus.

▶ Sollten Sie noch zu der Gruppe der RaucherInnen gehören (und es fehlt Ihnen noch ein wenig an Motivation zum Aufhören), so führen sie folgenden Versuch durch:
Rauchen Sie eine Zigarette und messen Sie dabei mit einem Digitalthermometer, das Sie mit der „freien" Hand fest umschließen, die Temperatur dieser Handinnenfläche während der ganzen „Zigarettenlänge". Was können Sie feststellen?

▶ Betrachten Sie genau verschiedene Temperaturverlaufskurven von einigen Patienten; achten Sie dabei besonders auf erhöhte Körpertemperaturen. Welche Ursachen liegen zugrunde?

Notizen

12 Haut und Hautanhangsgebilde

Lernziele

- Die vielfältigen Funktionen der Haut beschreiben können.
- Krankhafte Farbveränderungen der Haut und deren Ursachen aufzählen können.
- Gründe für vorübergehenden Haarausfall nennen können.
- Die Begriffe „Trommelschlegelfinger" und „Uhrglasnägel" entsprechend einordnen können.

Das Wissen um die Bedeutung seelischer Faktoren für die allgemeine Verfassung des Menschen, aber auch seiner Haut, ist uralt. Wie häufig sagen wir, ohne darüber nachzudenken: „Das geht mir unter die Haut" oder „Das ist zum Aus-der-Haut-Fahren". Die Haut wird auch als „Spiegel der Seele" bezeichnet. – Sehr oft wird der Begriff „Körpersprache" benutzt, wobei auch bestimmte Veränderungen der Haut als ein Teil dieser „Sprache" gesehen werden können.

Ob ein Mensch gesund aussieht oder nicht, kann man an der Haut erkennen, ohne exakt definieren zu können, warum dies so ist. Im Rahmen der Krankenbeobachtung kann uns die Haut eines Menschen Hinweise geben auf seine psychische Verfassung, oder aber bestimmte Hauterscheinungen können wichtige Hinweise sein auf die jeweilige somatische Grunderkrankung.

Aufbau der Haut

Die Haut setzt sich aus 3 Schichten zusammen (Abb. 38).

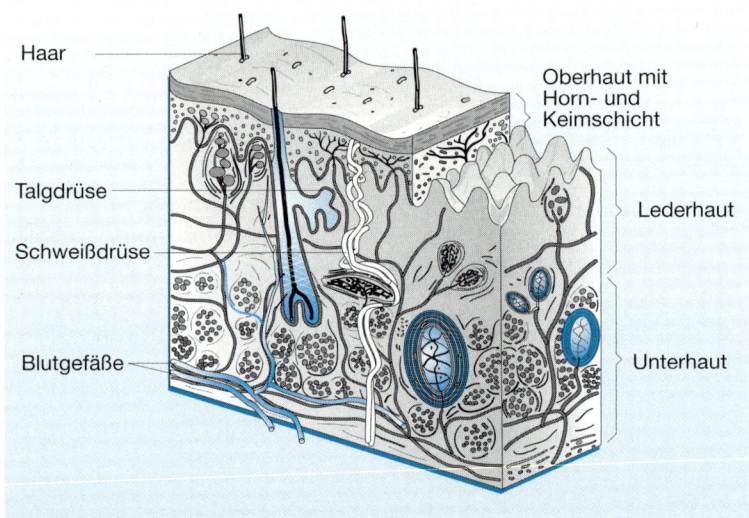

Abb. 38. Aufbau der Haut. (Aus Margulies et al. 1994)

Ganz außen befindet sich die Oberhaut, die zwei Schichten aufweist. Die äußere Schicht ist die Hornschicht, die an bestimmten Körperstellen verschieden stark ausgeprägt – (z. B. Fußsohle) und aus vielen Lagen verhornter Zellen aufgebaut ist, die sich ständig abschuppen. In der darunterliegenden Keimschicht findet ständig eine Zellneubildung statt, wobei die neuen Zellen in die Hornschicht vorgeschoben werden und die abgeschilferten Zellen ersetzen. Außerdem befinden sich in der Keimschicht Zellen, deren Pigment (Melanin), die Tönung der Haut bewirken. Unter der Oberhaut liegt die Lederhaut, die von Bindegewebszellen, elastischen Fasern und vielen Blut- und Lymphgefäßen durchzogen ist. Die

Lederhaut ragt mit ihren Papillen in die Oberhaut hinein und übernimmt deren Ernährung. Von der Lederhaut nicht deutlich abgrenzbar schließt sich die Unterhaut an, eine Bindegewebesschicht mit Fetteinlagerungen. Durch sie wird die Haut „ausgepolstert" und schützt vor Wärmeverlust; denn Fett ist ein schlechter Wärmeleiter.

Die Hautanhangsorgane sind die **Haare** und die *Nägel*, die von der Oberhaut gebildet werden. Außerdem befinden sich in der Haut *Talg- und Schweißdrüsen*. Der Ausführungsgang der Talgdrüse steht mit der Haarscheide in Verbindung. Ihr Sekret ist der Hauttalg, der bis auf Handteller und Fußsohlen die gesamte Körperoberfläche überzieht. Aus den Schweißdrüsen wird der Schweiß abgesondert (s. Kap. Schweiß). Die Drüsenkörper befinden sich in der Unterhaut, wobei ihre Ausführungsgänge als sichtbare Poren in der Oberhaut enden.

Aufgaben der Haut

Die Haut in ihrer Gesamtheit hat eine Vielzahl von Funktionen (Einteilung nach Brehm 1987):

Die *Schutzfunktion* der Haut bezieht sich auf mechanische, chemische, mikrobielle und thermische Einflüsse, wobei sie auch die darunterliegenden Gewebe schützt. Chemische Noxen können kaum durch eine intakte Haut eindringen, was allerdings durch die Haarfollikel möglich ist. Durch das Sekret der Schweißdrüsen, durch die sich auf der Haut befindenden Aminosäuren und durch das Hautfett entsteht ein saures Milieu, das als sogen. „Säuremantel" der Haut eine Schutzfunktion gegenüber Mikroorganismen darstellt.

Allerdings ist der Haut-pH-Wert im Genitalbereich und in den Achselhöhlen basisch, so daß sich hier Bakterien und Pilze besonders gut ansiedeln können.

Die Lichtschutzfunktion wird durch die Hornschicht und durch das Hautpigment gewährleistet. In der Haut können Wasser, Fett, Zucker und andere Stoffe *gespeichert* werden. Mit zunehmendem Alter kommt es zur Abnahme des Wasser- und Fettgehaltes und zur Verminderung der elastischen Anteile, wobei die Hautfestigkeit zu- die Dehnbarkeit jedoch abnimmt.

Die *Wärmeregulation* des menschlichen Körpers ist nur dann möglich, wenn die Haut intakt ist, eine gute Durchblutung vorliegt und die Schweißdrüsensekretion keinerlei Störungen aufweist. Nur dann kann die Schweißsekretion erfolgen: wobei Wasser durch die Epidermis auf die Hautoberfläche gelangt (s. Kapitel Schweiß). Äußere Thermoregulationseinrichtungen sind die Kälte- und Wärmerezeptoren der Haut.

Die Haut ist ein *Ausscheidungsorgan* für Wasser, Schweiß und Talg. Andererseits können auch fett- und wasserlösliche Substanzen aufgenommen werden, und somit ist die Haut auch ein *Resorptionsorgan*. Die Stoffaufnahme erfolgt direkt über die Epidermis oder die Haarfollikel. Die Haut als *Sinnesorgan* vermittelt durch entsprechende Rezeptoren Temperatur-, Schmerz-, und Druckreize.

Da die Haut als „selbständiges" Organ zu betrachten ist, laufen in ihr die gleichen Stoffwechselvorgänge ab, wie in anderen Organen: z.B. der Kohlenhydrat-, Eiweiß- und Fettstoffwechsel. So kann die Haut auch als *Stoffwechselorgan* bezeichnet werden.

Wenn man sich die Vielzahl der Hautfunktionen verdeutlicht, ist naheliegend, daß sie im Rahmen der Krankenbeobachtung einen entsprechenden Raum einnehmen muß.

Hautfarbe

Die Hautfarbe eines Menschen wird bestimmt durch den jeweiligen Pigmentgehalt der Haut, die Durchblutung, ebenso durch die Dicke der Zellschicht und die Sonneneinwirkung. Die Hautfarbe eines gesunden Menschen kann als blaß-rosa bezeichnet werden.

Veränderungen der Hautfarbe

Rötung

Viele Menschen haben aufgrund einer besonders dünnen Zellschicht im Gesicht stets rote Wangen, die ihnen ein gesundes Aussehen verleihen. Aus diesem Grund ist es dann schwierig „auf den ersten Blick" das wirkliche Befinden dieser Menschen zu beurteilen.

Auch kann z.B. heftige Aufregung oder Schamgefühl bewirken, das die Gesichtshaut vorübergehend rot erscheint: „Jemand läuft rot an vor Wut" oder „Es steigt einem Menschen die Schamröte ins Gesicht"!

Allerdings muß bei einer anhaltenden roten Gesichtsfarbe auch an einen Bluthochdruck gedacht werden.

Hautrötungen weisen darauf hin, daß aus irgendeinem Grund eine vermehrte Hautdurchblutung vorliegt, die lokal begrenzt sein –, oder sich aber über den ganzen Körper ausdehnen kann. Ursachen dafür können z.B. Fieber, Ekzeme, Hautallergien oder Exantheme sein.

Ein Ekzem oder eine Dermatitis, beide Bezeichnungen werden im angelsächsischen Raum synonym benutzt, sind gekennzeichnet durch eine Entzündung der Haut, wobei die Hautrötung am stärksten im akuten Stadium ist. Ein sehr unangenehmes Symptom dabei ist meistens ein starker Juckreiz.

Die überwiegende Zahl der Dermatitiden sind allergischer Natur, d. h., bestimmte Substanzen werden vom Körper nicht vertragen und führen an den Stellen, wo die Haut mit den entsprechenden Substanzen in Berührung kommt, zu einer entzündlichen Reaktion (*Kontaktekzem*).

Die *Neurodermitis* oder auch als *endogenes Ekzem* bezeichnet, ist erblich bedingt und tritt im Kindesalter als „Milchschorf" auf. Zunächst an den Wangen beginnend, werden später die Gelenkbeugen und auch das Gesäß befallen.

Bei Erwachsenen sind meist Gesicht, Hals, Nacken, Brust, Schulter und Gelenkbeugen bevorzugter Sitz.

> Das Hauptsymptom der Neurodermitis ist der quälende Juckreiz, besonders nachts!

Einige akute Infektionskrankheiten gehen mit einem charakteristischen Hautausschlag (Exanthem) einher, z. B. Scharlach, Masern, Röteln oder Windpocken. An dem typischen Exanthem kann dabei die jeweilige Infektionskrankheit erkannt werden.

Blässe

Seelisch beeinflussende Erlebnisse können einen Menschen vorübergehend blaß erscheinen lassen, so daß die Aussagen „blaß vor Kummer", „blaß vor Schrecken", durchaus zutreffend sein können.

Häufig kann jedoch Blässe ein Hinweis sein auf ein krankhaftes Geschehen. Blässe kann z. B. durch Blutarmut (Anämie) hervorgerufen werden, wobei die Ursache der Anämie dringend abgeklärt werden muß. In diesem Fall ist meist auch die Lippenschleimhaut und die Augenbindehaut deutlich blasser.

Plötzlich auftretende Blässe kann eine unzureichende Kreislauffunktion anzeigen, wobei diese Vermutung durch die Beobachtung von Puls und Blutdruck (Kapitel Puls, Blutdruck) erhärtet werden muß.

Auch bei akutem und chronischem Blutverlust wird ein Patient anämisch aussehen. Blässe kann allgemein als Begleitsymptom vieler Erkrankungen angesehen werden.

Blaufärbung (Zyanose)

Wir sprechen von einer Zyanose, wenn die Haut und auch die Schleimhaut eine blau- bis blau-rote Farbe hat, bedingt durch eine ungenügende Sauerstoffsättigung des Blutes. Die Zyanose kann generalisiert auftreten oder sie beschränkt sich auf die Hände, Füße und Nase, abhängig von der jeweiligen Ursache.

Eine allgemeine Zyanose ist häufig bei Herz-Lungenerkrankungen zu beobachten, während eine lokale Zyanose bedingt sein kann durch Zirkulationsstörungen.

Gelbfärbung (Ikterus)

Die Gelbfärbung der Haut ist bedingt durch den Übertritt des Gallenfarbstoffes (Bilirubin) und der Gallensäure in die Haut, und zwar dann, wenn die Bilirubinkonzentration im Blutstrom eine bestimmte Höhe erreicht hat. Das Bilirubin lagert sich dann an die elastischen Fasern der Haut und der Konjunktiven (Konjunktiva=Bindehaut des Auges), so daß die Veränderung wegen des weißen Hintergrundes der Skleren (Sklera=Lederhaut) am Auge am frühesten sichtbar wird.

Ursachen für einen Ikterus können z. B. sein: ein Gallengangverschluß durch Steine oder Tumoren oder ein entzündlicher Prozeß in der Leber oder eine diffuse chronische Lebererkrankung (=Leberzirrhose).

Bronzefärbung

Die bronzefarbene Haut kann bei Patienten mit einer Erkrankung der Nebennierenrinde (Morbus Addison) beobachtet werden. Durch eine hormonelle Störung kommt es dabei zu einer vermehrten Pigmentierung an normalerweise pigmentierten Stellen und an Licht und Druck ausgesetzten Körperpartien, sowie an der Mundschleimhaut.

Hautbeschaffenheit

Normalerweise ist die Hautoberfläche glatt, elastisch und geschmeidig. Häufig können wir jedoch lokal begrenzte Hautveränderungen beobachten. Beispielhaft seien hier aus einer Vielzahl einige berücksichtigt:

Warzen

Warzen können in jedem Lebensalter und an jeder Haut- und Schleimhautstelle auftreten. Dabei handelt es sich um teils flache oder halbhügelige Gebilde, die an ihrer Oberfläche teilweise zerklüftet und verhornt sind. In der Farbe unterscheiden sie sich häufig kaum von der gesamten Hautfarbe, oder sie sind leicht rötlich.

Schwielen

An besonders belasteten Stellen führt mechanischer Druck, z.B. an Zehenballen oder Ferse, zu einer Vermehrung der Hornschicht, was sehr schmerzhaft und unangenehm sein kann.

Druckgeschwür (Dekubitus)

Bei bettlägerigen und chronisch kranken Patienten kann es an den aufliegenden Körperstellen zu Druckgeschwüren kommen. Das betroffene Gewebe wird ungenügend ernährt, so daß sich bei mangelhafter Krankenbeobachtung und unzureichender Pflege ein Druckgeschwür bilden kann mit absterbendem Gewebe (Nekrose).

Hautpilzerkrankungen (Mykosen)

Häufig tritt eine Mykose zwischen den Zehen, an den Fußsohlen und auch an den Handinnenflächen auf, teilweise mit Hautrötung, Juckreiz, aber auch mit Schuppen- oder Bläschenbildung einhergehend. Die Bläschen können platzen und dabei nässende und schmerzhafte Einrisse hinterlassen.

Bei Befall der Leistengegend, der Brustumschlagsfalten, der Achselhöhlen und der Analgegend kann man das typische Erscheinungsbild mit flächenhaften scharf begrenzten Rötungen beobachten, deren Ränder einen erhabenen Randsaum aufweisen und mit Schuppen bedeckt sind.

Mäler (Nävi)

Unter Mälern versteht man eine Gruppe von verschiedenen umschriebenen Fehl- oder Mißbildungen. Entweder können diese schon von Geburt an vorhanden sein oder sich erst im Laufe des Lebens entwickeln.

Bei den Pigmentnävi kommt es zu einer Ansammlung des Melanins, so daß bestimmte Stellen der Haut oder auch der Schleimhaut dunkler wirken (Sommersprossen, Leberflecke). Ein „Feuermal" (Naevus flammeus; Abb. 39) ist meist angeboren und tritt in frühester Kindheit auf. Dabei handelt es sich um rote bis violettrote meist einseitige Herde, die Gefäßerweiterungen darstellen. Befinden sich diese Hautveränderungen im Gesicht oder an meistens sichtbaren Körperstellen, so kann das für den Patienten eine starke psychische Belastung sein.

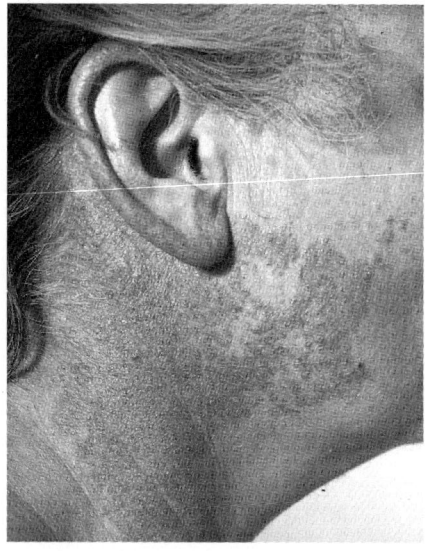

Abb. 39. Naevus flammeus. (Aus Altmeyer 1994)

Auf dem Boden eines Zellnävus, auf ursprünglich gesunder Haut oder einer vorgeschädigten Haut kann es an allen Haut- und Schleimhautstellen zu einer ***bösartigen*** Neubildung kommen (Melanom; Abb. 40).

Sichtbar ist eine schwarzbraune, leicht blutende, häufig auch etwas juckende Geschwulst, wobei die Problematik darin liegt, daß die Melanome schon sehr früh metastasieren.

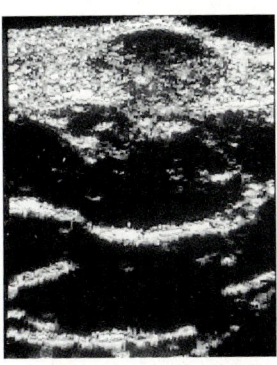

Abb. 40. Melanom. (Aus Altmeyer 1994)

Da sich Pilze gern in einem feuchten und warmen Milieu aufhalten und sich von dort ausbreiten, sind Materialien, wie z.B. Holzroste oder überhaupt poröses Material, für bestimmte Bereiche zu meiden (Bäder, Sporthallen). Aus diesem Grund sollte man sich auch an die empfohlenen Desinfektionsmaßnahmen halten!

Spannungszustand der Haut (Turgor)

Beim Gesunden ist der Hautturgor elastisch, d. h., nach dem Abheben einer Hautfalte glättet sich die Haut sofort wieder, oder aber nach dem Eindrücken der Haut bleibt keine Delle zurück.

Die Hautspannung kann jedoch erhöht oder vermindert sein:

Durch eine Wasseransammlung im Gewebe (Ödem), ist der Spannungszustand erhöht. Drückt man das Gewebe mit einem Spatel ein, so bleibt für eine gewisse Zeit eine Delle

bestehen. Ursachen für eine Ödembildung können Herz-
und Nierenerkrankungen sein, sowie Entzündungen oder
Blutergüsse (Hämatome).
Ein Nachlassen des Hautturgors infolge des Alterungspro-
zesses ist normal. Andererseits kann massiver Flüssigkeitsverlust oder Mangelernährung über einen längeren Zeitraum
dazu führen, daß sich die Hautfalten nach dem Abheben
nicht sofort wieder glätten.

Haare und Nägel

Die Haare und Nägel gehören zu den *Hautanhangsgebilden*.
Die Haare werden nach Form und Lokalisation folgendermaßen
unterschieden:
– Kopfhaare,
– Barthaare,
– Achselhaare,
– Haare des Gehörgangs,
– Haare des Naseneingangs,
– Wollhaare (Lanugobehaarung),
– Schamhaare,
– Augenbrauen,
– Wimpern.
Die mittlere Lebensdauer eines Haares beträgt ca. 180 Tage,
wobei sich von den Kopfhaaren ungefähr 80 % in der Wachs-
tumsphase befinden und etwa 20 % in der Absterbephase.
Das tägliche Haarwachstum schwankt zwischen 0,12 und
0,5 mm. Den Teil des Haares der über der Hautoberfläche
sichtbar ist, nennt man Haarschaft, den innerhalb der Haut
Haarwurzel (Abb. 41).
Man unterscheidet zwischen Erkrankungen des Haarbo-
dens und des Haarschaftes, wobei diese Erkrankungen angeboren sein können oder sich im Laufe des Lebens entwickeln.

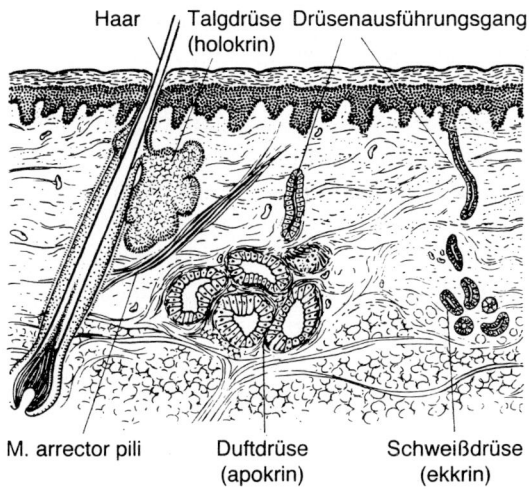

Haar / Talgdrüse Drüsenausführungsgang
(holokrin)

M. arrector pili   Duftdrüse   Schweißdrüse
                     (apokrin)   (ekkrin)

Abb. 41. Schnitt durch die Felderhaut mit einem Haar. Der über die Ober-
fläche hinausragende Teil des Haares wird als Schaft bezeichnet. An der
Wurzelscheide setzt der M. arrector pili an, der das Haar aufrichten kann.
Die Haarwurzel sitzt in der Unterhaut. Das Vorhandensein einer apokrinen
Duftdrüse deutet auf die Haut der Achselhöhle hin. (Aus Spornitz 1993)

Haarausfall

Verschiedene Allgemeinerkrankungen können zu zeitweili-
gem Haarausfall führen (Überfunktion der Schilddrüse,
weibliche Hormonstörungen, infektiöse Erkrankungen).

In der Menopause (s. Kap. Menstruation) zeigen viele
Frauen eine beginnende männliche Glatzenbildung, was
durch das Versiegen der weiblichen Hormonproduktion hervorgerufen wird.

Die männliche Glatzenbildung, die genetisch und hor-
monell determiniert ist, kann häufig mit einer Seborrhoe,
einer Rötung im Bereich des Haarbodens, mit fettiger
Schuppung einhergehen. Haarbodenschädigungen können

auch toxisch-medikamentöse Ursachen haben, die vorübergehend auftreten, z. B.
– bei einer Zytostatikatherapie (Tumortherapie).
– bei Einnahme von Kontrazeptiva (Medikamente zur Empfängnisverhütung) oder
– bei einer Antikoagulantientherapie (Gabe von blutgerinnungshemmenden Medikamenten).
Ein großer Teil der Haarausfälle, besonders bei Frauen, ist auf unsachgemäß durchgeführte Haarkosmetik zurückzuführen. So können Bleich- bzw. Färbemittel, Haarsprays oder Dauerwellflüssigkeiten zum Brüchigwerden und zum Haarausfall führen.

> Der Haarausfall durch eine zwingende medikamentöse Behandlung stellt für den Patienten eine große psychische Belastung dar!

Nägel

Der Nagel wächst von der Nagelmatrix (Keimschicht) nach vorn und bildet die Nagelplatte, unter der das Nagelbett liegt. Umgeben ist der Nagel vom Nagelwall (Abb. 42).

Nägel können von Geburt an Veränderungen aufweisen oder sich durch äußere Reize verändern, bzw. durch bestimmte Erkrankungen:
Eine erhöhte *Nagelbrüchigkeit* kann durch regelmäßige Anwendung von Nagellack oder Nagellackentferner beobachtet werden, sowie bei bestimmten Stoffwechselerkrankungen oder Mangelernährung.
Eine *weißliche Verfärbung* der Nagelplatten kann z. T. durch Eindringen von Luft bedingt sein, oder ein *Weißnagel* kann durch Pilzbefall entstehen.

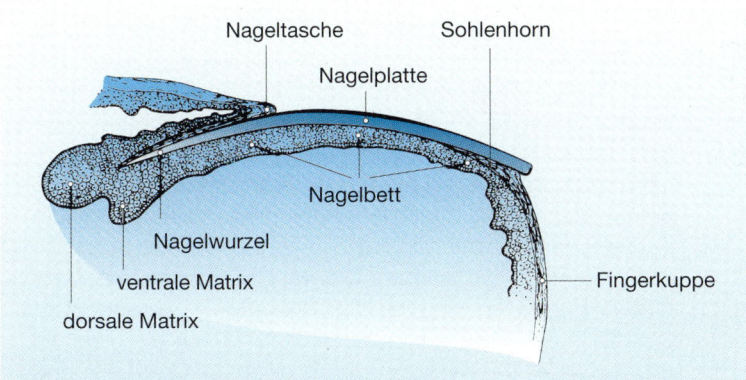

Abb. 42. Schnitt durch das Endglied eines Fingers, mit Nagelplatte, Nagelbett und Nagelwurzel. Aus der Matrix im Bereich der Nagelwurzel wird der Nagel gebildet. (Aus Spornitz 1993)

Bei Herz- und Lungenerkrankungen, sowie bei venösen Stauungen, können am Patienten die sog. *Trommelschlegelfinger* mit stark gewölbten Nagelplatten, den *Uhrglasnägeln*, beobachtet werden, deren Pathogenese jedoch immer noch unklar ist.

Durch Schuhdruck oder falsches Abschneiden der Nägel kommt es zum *Einwachsen* der seitlichen Nagelkante in die Haut des Nagelwalls, was mit starken Schmerzen und Entzündungserscheinungen einhergehen kann. Deshalb muß im Rahmen der Nagelpflege besonders sorgfältig vorgegangen werden.

Zusammenfassung

Die Haut als „eigenes" Organ hat vielerlei Funktionen:
- Sie schützt vor mechanischen, chemischen, mikrobiellen und thermischen Einflüssen, wobei sie jedoch intakt sein

muß. Die Lichtschutzfunktion wird durch die Hornschicht und durch das Hautpigment gewährleistet. Da in der Haut Wasser, Fette, Zucker und andere Stoffe gespeichert werden, kann sie auch als Speicherorgan bezeichnet werden. Bei guter Durchblutung und voller Schweißdrüsenfunktion kann eine ungehinderte Schweißsekretion erfolgen. Außer Schweiß werden regelmäßig Wasser und Talg abgegeben oder aber es können wasserlösliche Substanzen aufgenommen werden. Die Haut als Sinnesorgan vermittelt durch entsprechende Rezeptoren Temperatur-, Schmerz- und Druckreize. In der Haut laufen die gleichen Stoffwechselvorgänge ab wie in anderen Organen, und somit ist sie auch ein Stoffwechselorgan.

- Die *Hautfarbe* kann durch verschiedene krankhafte Ursachen verändert sein: Eine Hautrötung weist darauf hin, daß aus irgendeinem Grund eine vermehrte Hautdurchblutung vorliegt, die lokal begrenzt – oder sich über den ganzen Körper ausdehnen kann. (Beispiele: Ekzem, Exanthem)
  Hautblässe kann z.B. durch eine Blutarmut (Anämie) hervorgerufen werden, wobei meist auch die Lippenschleimhaut und die Augenbindehaut deutlich blasser sind.
- Eine Blaufärbung (Zyanose) tritt generalisiert meistens bei Herz-Lungenerkrankungen auf.
- Eine Gelbfärbung (Ikterus) ist zu beobachten, wenn das Bilirubin im Blut z.B. durch eine Stauung (Gallensteine, Tumor) eine bestimmte Höhe erreicht und sich an die elastischen Fasern der Haut lagert.
- Bei einer bestimten Erkrankung der Nebennierenrinde (Morbus Addison) kan eine bronzefarbene Haut beobachtet werden.
- Die *Hautoberfläche* kann u.a. durch Warzen, Schwielen, Dekubitalgeschwüre, Hautpilzerkrankungen und Nävi verändert sein.

Ist der *Spannungszustand* (Turgor) der Haut erhöht, so kann das z. B. durch eine Wasseransammlung im Gewebe (Ödem) bedingt sein. Massiver Flüssigkeitsverlust kann den Turgor sehr stark reduzieren.

- Haare und Nägel werden als *Hautanhangsgebilde* bezeichnet.
Eine besondere psychische Belastung stellt für den Patienten der Haarausfall dar (z. B. durch Zytostatikatherapie).
Veränderungen an den Nägeln können z. B. Brüchigkeit, Lufteinschlüsse oder das Einwachsen an den seitlichen Nagelrändern sein.

Aufgaben

▶ Sicher haben Sie sich schon hin und wieder über einen „Pikkel" im Gesicht geärgert, der gerade dann auftrat, wenn Sie besonders gut aussehen wollten. Welche Gedanken und Gefühle hatten Sie in solch einer Situation? Versuchen Sie, das auf Patienten mit Hauterkrankungen zu übertragen.

▶ Liegen z. Z. auf Ihrer Station Patienten mit Hautproblemen? Wenn ja, versuchen Sie diesbezüglich nähere Informationen zu erhalten und diese in die Pflegeplanung mit aufzunehmen.

▶ Haarausfall stellt für einen Patienten eine große psychische Belastung dar. Welche Möglichkeiten gibt es Ihrer Meinung nach, den Patienten in dieser Problematik zu unterstützen?

Notizen

13 Mundhöhle

Lernziele

- Eine gesunde Mundregion beschreiben können (Lippen, Mundschleimhaut, Zähne).
- Krankhafte Veränderungen der Lippen, Mundschleimhaut, der Zähne und Speicheldrüsen nennen und ihre Erscheinungsform beschreiben können.
- Krankheiten nennen können, die mit einem bestimmten Mundgeruch einhergehen.

Lippen

Die Lippen des Gesunden sind feucht und erscheinen bei guter Durchblutung infolge der durchschimmernden Kapillaren rot. Somit sind sie ein wichtiger Kreislaufindikator. Wenn z. B. bei einem Patienten ein Kreislaufversagen auftritt, kann das u. a. an den blassen Lippen erkannt werden. Patienten, bei denen über einen längeren Zeitraum hinweg blasse Lippen zu beobachten sind, leiden evtl. an einer Blutarmut (Anämie). Ein Sauerstoffmangel im Blut wird durch blauverfärbte Lippen angezeigt (Zyanose), Mißbildungen an den Lippen, Lähmungen oder entzündliche Prozesse sind äußerlich gut sichtbare Veränderungen. Bei sehr hohem Fieber können Fieberbläschen (Herpes labialis febrilis) entstehen.

Ferner kann die Haut an den Mundwinkeln, besonders bei trockener Haut, sehr leicht einreißen, wir sprechen dann von *Rhagaden*.

Mundschleimhaut

An den Schleimhäuten des Mundhöhle kann häufig der Gesundheitszustand eines Menschen erkannt werden. Ist der Mensch gesund, so können wir eine rosige und feuchte Mundschleimhaut beobachten. Um eine gezielte Beobachtung der Mundschleimhaut durchführen zu können, bedarf es der Mithilfe des Patienten. Mit einem Spatel wird leicht die Zunge heruntergedrückt, somit kann die Mundhöhle gut eingesehen werden. Ist die Mundschleimhaut entzündet, so sprechen wir von einer *Stomatitis*, deren Ursache verschieden sein kann. Für den Patienten kann eine Stomatitis eine starke Beeinträchtigung im Rahmen der Nahrungsaufnahme bedeuten: denn sie geht meistens einher mit brennenden Schmerzen und einen unangenehmen Geschmack im Mund. Außerdem ist meistens ein unangenehmer Mundgeruch wahrzunehmen.

Wir unterscheiden verschiedene Formen der Stomatitis:

Stomatitis simplex
Die Mundschleimhaut ist entzündet und neigt zu Blutungen. Die Form der Stomatitis tritt häufig als Begleiterscheinung bei fieberhaften Erkrankungen auf. Gleichzeitig ist meist das Zahnfleisch mit betroffen.

Stomatitis aphtosa
Diese Form der Stomatitis wird durch das Herpesvirus hervorgerufen, wobei Kleinkinder, Patienten mit reduziertem Allgemeinzustand oder mit einem Diabetes mellitus besonders empfänglich sind. Zu beobachten ist eine stark gerötete und

geschwollene Mundschleimhaut mit kleinen weißlichen Bläschen oder mit weißgrauen Belägen auf der Wangenschleimhaut, der Zunge und dem Zahnfleisch. Die Patienten sind in ihrem Allgemeinbefinden stark beeinträchtigt, zumal sie dabei sehr hohes Fieber haben können.

Stomatitis ulcerosa
Es bilden sich bei der Stomatitis ulcerosa schmerzhafte Geschwüre, die sich über die gesamte Mundschleimhaut ausdehnen können. Mögliche Ursachen sind mangelnde Mundhygiene, starke Karies oder eine schwere Grundkrankheit, wie z. B. eine Sepsis oder Leukämie. Besonders haben die Patienten neben den starken Schmerzen und dem Fieber unter einem starken Speichelfluß und Mundgeruch zu leiden.

Stomatitis mycotica
Diese Stomatitisform wird durch Sproßpilze der Gattung Candida (frühere Bezeichnung: Soormycose) hervorgerufen und zeichnet sich durch weißliche, stippchen- bis flächenförmige Beläge aus. Die Entstehung dieser Stomatisart wird besonders begünstigt durch einen Diabetes mellitus, Verschiebung der bakteriellen Keimflora oder mechanische Reize.

Zähne und Zahnfleisch

Die mechanische Zerkleinerung der Nahrung geschieht durch die Zähne, die aufgrund ihrer Form beißen, zerkleinern und mahlen können, wobei gleichzeitig die Kaumuskulatur aktiviert werden muß. Die Zähne sind aus dem Zahnbein, dem Schmelz und Zement aufgebaut. Am Zahn können drei Abschnitte unterschieden werden, nämlich: Krone, Hals und Wurzel.

Die Krone ist der Teil, der äußerlich sichtbar ist und aus dem Zahnfleisch herausragt. Hier ist das Zahnbein von Zahnschmelz überzogen, dessen Grundfarbe weiß ist und gelblich bis grau getönt sein kann.

Der Zahnhals ist im Zahnfleisch fest verankert, wobei hier das Zahnbein mit Zahnzement überzogen ist. Die Zahnwurzel steckt im Unterkiefer- bzw. Oberkieferknochen, an dem sie mit der Wurzelhaut befestigt ist. Wurzeln haben eine Kegelform und sind in der Einzahl oder Mehrzahl vorhanden. Die Wurzelspitze weist eine feine Öffnung auf, die in das Innere des Zahnes, in die Markhöhle führt. Die Markhöhle besteht aus lockerem Bindegewebe und ist mit feinen Blutgefäßen und Nerven durchsetzt (s. Abb. 43).

Die Zähne haben entsprechend ihren Aufgaben ein bestimmtes Aussehen. Wir unterscheiden: Schneidezähne, Eckzähne, Backenzähne (vordere Mahlzähne) und Mahlzähne.

Im Alter von 2 Jahren ist das „Milchgebiß" normalerweise vollständig und besteht aus 20 Zähnen, während das Dauergebiß später 32 Zähne aufweist.

Zahnkaries ist die häufigste Zahnerkrankung. Bei anhaltend schlechter Mundhygiene und häufigen Zuckergenuß schreitet die anfangs reversible Entkalkung fort und es kommt zum Einbruch der Zahnhartsubstanz und damit zur Bildung kariöser Defekte.

Ist das Zahnfleisch entzündet und geschwollen, so sprechen wir von einer *Gingivitis*.

Parodontose ist die veraltete Bezeichnung für nichtentzündliche Zahnbetterkrankung und wird heute vielfach als Sammelbegriff für Zahnbetterkrankungen verwendet.

Der Begriff *Parodontopathien* umfaßt alle Erkrankungen des Zahnhalteapparates, wobei man die Parodontopathien im Hinblick auf ihren Entstehungsort unterscheidet. Am auffälligsten bei dieser Erkrankung ist die Lockerung der Zähne,

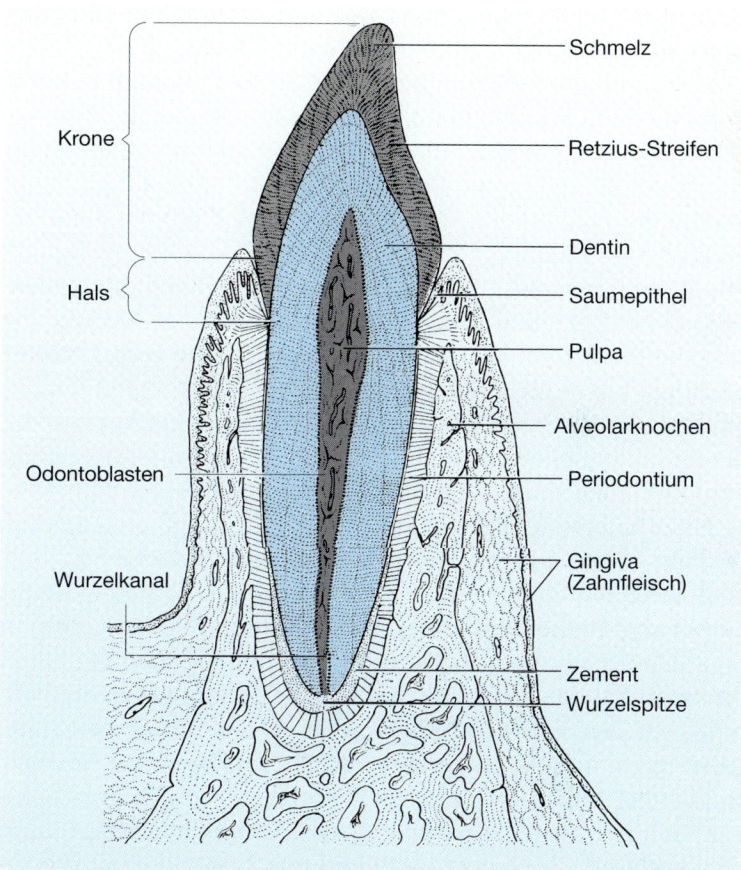

Abb. 43. Schnittbild durch einen Schneidezahn. (Aus Spornitz 1993)

das Zahnfleisch „zieht sich zurück" und die Zahnhälse werden sichtbar, die dann besonders wärme- und kälteempfindlich sind. Häufig kann Zahnfleischbluten ein erster Hinweis sein für eine Störung am Zahnhalteapparat. Schlimmstenfalls führt diese Erkrankung zum Zahnausfall, was dann einen Zahnersatz zur Folge hat. Zahnprothesen können zu Druckstellen führen, die recht schmerzhaft und störend für den Patienten sind.

Zahnprothesen müssen bei bewußtlosen Patienten entfernt werden, weil sonst die Gefahr der Aspiration gegeben ist.

Zunge

Die Zunge, ein muskulöses Organ, ist wesentlich am Kauen, Schlucken, Sprechen und auch am Reinigen der Mundhöhle beteiligt. Sie ist mit Schleimhaut überzogen, die aufgerauht ist und viele kleine Erhebungen trägt.

Ein Teil dieser Erhebungen enthält Geschmacksknospen, die für die Geschmacksqualitäten, süß, salzig, bitter und sauer verantwortlich sind.

Eine belegte Zunge ist für keine spezifische Erkrankung typisch, häufig gehen jedoch verschiedene Krankheiten mit einer belegten Zunge einher. Die Beläge setzen sich u. a. aus verhornten Plattenepithelien, Speiseresten, Mikroorganismen und Schleim zusammen. Für die Entstehung spielen vor allem mechanische Faktoren eine Rolle. Eine Reinigung erfolgt vornehmlich durch die Reibung beim Kauen fester Nahrung, daher kommt es zu einer stärkeren Belagbildung bei flüssiger Ernährung oder wenn das Essen schnell „heruntergeschlungen" wird. Eine Pilzerkrankung der Mundschleimhaut kann sich auch auf die Zunge ausdehen und bildet dort weißliche flächenförmige Beläge, die fest haften. Diese Erscheinung können wir vermehrt bei alten Menschen, deren Abwehrlage reduziert ist, beobachten.

Bei der Infektionskrankheit Scharlach kommt es am Anfang zu einer belegten Zunge, später treten dann die geröteten entzündeten Papillen stark hervor, so daß wir dann von einer „Himbeerzunge" sprechen.

Durch Verätzungen mit Laugen und Säuren kann sich die

Zunge durch die oberflächliche Eiweißdenaturierung, je nach Schweregrad, weißlich-grau bis schwarz verfärben.

Eine Zunge kann z. B. infolge einer Allergie stark anschwellen und somit eine Erstickungsgefahr für einen Patienten darstellen. (Auch bei einem Insektenstich auf der Zunge).

Speicheldrüsen

Der aus den Speicheldrüsen abgesonderte Mundspeichel ist für das Durchfeuchten der Nahrung wichtig. In ihm befindet sich u. a. das Enzym Alpha-Amylase, das die Kohlenhydratverdauung einleitet. Viele kleine Speicheldrüsen sind über die gesamte Mundschleimhaut verteilt, der größte Teil des Speichels wird allerdings in den paarig angelegten „großen Speicheldrüsen" gebildet, nämlich in der *Ohrspeicheldrüse*, der *Unterkieferdrüse* und der *Unterzungendrüse*.

Die Ohrspeicheldrüse (Glandula parotis) liegt vor dem Ohr auf dem Kaumuskel bzw. dem aufsteigenden Ast des Unterkieferknochens. Ihr Ausführungsgang mündet im Bereich des 2. oberen Mahlzahnes in die Mundhöhle.

Die Unterkieferspeicheldrüse (Glandula submandibularis) liegt unterhalb des Unterkiefers und mündet unterhalb der Zungenspitze in die Mundhöhle. In ihr werden Speichel und Schleim produziert.

Die Unterzungendrüse (Glandula sublingualis) liegt seitlich der Zunge, sie produziert nur Schleim (Abb. 44).

Im Rahmen der Krankenbeobachtung ist in erster Linie die Funktion der Ohrspeicheldrüse von Bedeutung. Mangelnde Kautätigkeit, schlechte Mundhygiene und reduzierte Abwehrlage eines Patienten begünstigen die Entstehung einer Entzündung – einer *Parotitis* (Entzündung der Ohrspeichel-

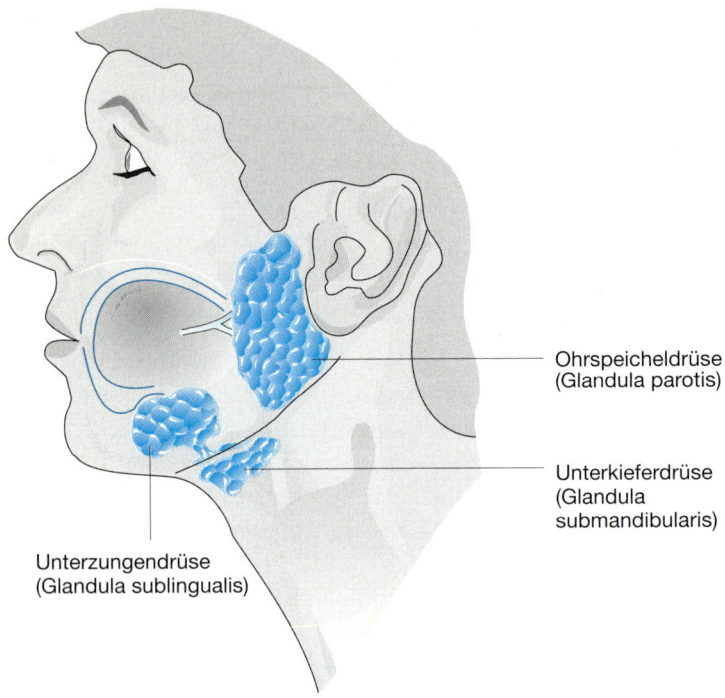

Ohrspeicheldrüse
(Glandula parotis)

Unterkieferdrüse
(Glandula
submandibularis)

Unterzungendrüse
(Glandula sublingualis)

Abb. 44. Lage der 3 großen Speicheldrüsen der Mundhöhle. (Aus Spornitz 1993)

drüse). Die Patienten klagen über Druckschmerzen im Bereich der entzündeten Drüsen, dieses Gebiet ist angeschwollen, und dadurch wird das entsprechende Ohrläppchen in typischer Weise abgehoben. Eventuell wird eitriges Sekret aus der Papille des betroffenen Ausführungsganges entleert.

Eine andere Form der Parotitis ist die Parotitis epidemica (Mumps, Ziegenpeter), eine akute generalisierte Virusinfektion, gekennzeichnet durch eine *nichteitrige* Entzündung der Ohrspeicheldrüse. Hervorgerufen wird diese Erkrankung durch das Mumpsvirus.

Überwiegend erkranken Kinder, wobei heute eine Prophylaxe durch Schutzimpfung ab 12.–13. Lebensmonat möglich ist.

Speichelsteine können den Speichelfluß von der Drüse, meistens Unterkieferkrüse, zur Mundhöhle blockieren. In diesem Fall werden die Patienten ebenfalls Schmerzen äußern.

Mundgeruch

Die Entstehung von Mundgeruch (Foetor ex ore) kann unterschiedliche Ursachen haben. Dafür können stark gewürzte und entsprechend riechende Speisen (Knoblauch, Zwiebeln), oder auch Alkohol und Nikotin verantwortlich sein. Auch mangelnde Mundhygiene kann unangenehmen Mundgeruch hervorrufen. Meistens gehen alle krankhaften Veränderungen der Mundschleimhaut mit Mundgeruch einher, jedoch gibt es ganz typische Mundgerüche, die auf bestimmte Krankheiten hinweisen können.

Typische Gerüche entstammen einer übermäßigen Anreicherung flüchtiger Stoffwechselprodukte im Körper, die vom Magen über die Speiseröhre oder von der Lunge über die Luftröhre zur Mundhöhle gelangen.

Für die Krankenbeobachtung sind von besonderem Interesse die Gerüche, die vom Blut des kleinen Kreislaufes über die Lunge abgeatmet werden. So kann z. B. je nach Schweregrad einer Niereninsuffizienz die Ausscheidung von Harnstoff und Harnsäure vermindert – und infolge dessen der Spiegel der beiden Substanzen im Blut erhöht sein. In diesem Fall sprechen wir vom *Foetor uraemicus*.

Foetor hepaticus, ein Geruch nach frischer Leber oder Lehmerde entsteht durch Leberparenchymzerfall. Da beim Abbau von Aminosäuren das dabei anfallende Ammoniak nicht mehr in der Leber „entgiftet" werden kann, kommt es zu diesem typischen Geruch.

Charakteristisch für einen Patienten, der sich im diabetischen Koma befindet, ist der *Foetor diabeticus*. Dieser Geruch entsteht durch die bei Insulinmangel anfallenden Ketonkörper, wobei wir einen azetonartigen Geruch (ähnlich riechend wie Nagellackentferner) wahrnehmen können.

Auch können nach Aufnahme von Giftstoffen typische Gerüche festgestellt werden. So bewirkt z. B. Blausäure einen Mandelgeruch und das Pflanzenschutzmittel E 605 einen Lauchgeruch.

Zusammenfassung

Mit dem *Mund* wird die Nahrung aufgenommen, dann gekaut und durch den Schluckakt in die Speiseröhre befördert. Das wichtigste Geschmacksorgan im Mund ist die Zunge mit ihren Geschmackspapillen. Sie nehmen aus der zerkleinerten Nahrung Reize auf, die dann durch das Gehirn als bestimmter Geschmack interpretiert werden.

Die *Zähne* können aufgrund ihrer unterschiedlichen Form beißen, kauen und mahlen, wobei auch die Kaumuskulatur am Zerkleinerungsvorgang beteiligt ist.

Schon allein der Anblick einer bestimmten Speise kann vermehrte Speichelabsonderung bewirken, wobei Speichel ununterbrochen von drei paarig angelegten Speicheldrüsen in die Mundhöhle abgegeben wird. Schon im Mund beginnt der chemische Abbau der Nahrungsmittel.

Beim gesunden Menschen können wir eine rosige und feuchte *Mundschleimhaut* beobachten, die Lippen sind rot, aufgrund einer guten Durchblutung der Kapillaren (Kreislaufsituation!).

Durch eine gezielte Inspektion der Mundhöhle können z. B. erste Anzeichen einer Infektion der Mundschleimhaut mit Schwellung und typischen Belägen erkannt werden.

Die am häufigsten auftretende Zahnerkrankung ist die Zahnkaries, die bei schlechter Mundhygiene unweigerlich entsteht. Zum anderen können Störungen am Zahnhalteapparat vorliegen, bei denen es zur Lockerung der Zähne kommt.

Bestimmte Erkrankungen gehen mit einer belegten Zunge einher, jedoch ist eine belegte Zunge für keine Erkrankung typisch. Nahrungskarenz oder überwiegend flüssige Ernährung führen zur stärkeren Belagbildung. Erkrankungen der Mundschleimhaut können auch die Zunge befallen.

Über starke Schmerzen im Ohrbereich an der betroffenen Seite klagen Patienten mit einer Parotitis, einer Entzündung der Ohrspeicheldrüse. Auch wird ihre Entstehung durch mangelnde Mundhygiene, fehlende Kautätigkeit und reduzierte Abwehrlage begünstigt.

Für bestimmte Erkrankungen ist ein besonderer Mundgeruch ganz typisch, z. B. für Patienten, die sich im diabetischen Koma befinden, an einer Niereninsuffizienz leiden oder einen schweren Leberschaden haben.

Alle Erkrankungen im Bereich des Mundes und der Mundhöhle stellen eine wesentliche Beeinträchtigung der Nahrungsaufnahme und des Wohlbefindens dar.

Aufgaben

▶ Beobachten Sie bei guten Lichtverhältnissen mit Hilfe eines Spiegels Ihre Mundregion. Achten Sie besonders auf die Mundhöhle, die Zähne und die Zunge und versuchen Sie, die Beobachtungen genau zu beschreiben.

▶ Ein normales Milchgebiß weist … Zähne auf und ist bis zum … Lebensjahr vollständig. Ein Dauergebiß hat normalerweise … Zähne.

▶ Nennen Sie die 3 großen paarig angelegten Speicheldrüsen.

▶ Nennen und beschreiben Sie Erkrankungen, die im Bereich der Mundschleimhaut auftreten können! Welche Faktoren begünstigen die Entstehung dieser Erkrankungen?

Wann waren Sie das letzte Mal beim Zahnarzt, um Ihre Zähne auf Karies untersuchen zu lassen?

Notizen

14 Ernährungszustand und Körpergewicht

Lernziele

- Erklären können, was unter einem guten Ernährungszustand zu verstehen ist.
- Krankheiten nennen können, die mit einer Abweichung vom normalen Körpergewicht einhergehen.
- Die Unterschiede zwischen den psychogenen Eßstörungen: Anorexia nervosa, Bulimia nervosa und Adipositas herausstellen können.

Ein guter Ernährungszustand kann nur dann erreicht werden, wenn die Mahlzeiten eines Menschen auf dessen Alter, Gewicht, Größe und Lebensumstände (Beruf, sportliche Aktivitäten) abgestimmt sind. Ganz wichtig ist auch die Zusammensetzung der Nahrung, nämlich die Ausgewogenheit der Nährstoffe (Kohlenhydrate, Fette, Eiweiß, Mineralstoffe, Vitamine).

Hauptsächlich dient die Nahrungsaufnahme dem Stoffwechsel und damit der Aufrechterhaltung der Körperfunktion. Gewisse Mangelzustände vermag der gesunde Organismus nur über einen gewissen Zeitraum zu regulieren und selbst auszugleichen. Dauert dieser Mangelzustand über einen längeren Zeitraum an, so führt das zur Reduktion der allgemeinen Abwehrlage und schließlich zum Kräftezerfall.

Normalerweise kündigt sich die Notwendigkeit der Nahrungsaufnahme durch ein Hungergefühl an, das wie das Durstgefühl zu den lebenserhaltenden Trieben des Menschen gehört. Dieses Hungergefühl veranlaßt uns zu essen, damit dem Körper die notwendigen Nährstoffe zugeführt werden. Allerdings muß nicht immer dem Hungergefühl ein Nahrungsmangel zugrunde liegen; denn viele Menschen essen gern „über den Hunger hinaus" (s. Abschn. Körpergewicht S. 165).

Gesteigerter Appetit

Gesteigerter Appetit ist normal nach großer körperlicher Anstrengung, die mit einem erhöhten Kalorienverbrauch einhergegangen ist, oder bei Jugendlichen in der Wachstumsphase. Ganz spezielle Vorlieben für spezielle Speisen können wir des öfteren bei schwangeren Frauen beobachten.

Allerdings kann übermäßiger Hunger auch ein Zeichen für eine Stoffwechselerkrankung sein, er kann z.B. auf eine Überfunktion der Schilddrüse (Hyperthyreose) hinweisen, bei der die Patienten einen erhöhten Stoffwechsel haben, und sie daher vermehrt Nahrung zu sich nehmen, was aber nicht zu einer Erhöhung des Körpergewichts führt, da der Stoffwechsel in den Zellen durch die Krankheit sehr stark beschleunigt ist.

Auch kann eine Unterzuckerung im Blut (Hypoglykämie) ein starkes Hungergefühl oder sogar einen Heißhungeranfall (Hyperorexie) auslösen. Das kann z.B. bei einem Diabetes mellitus der Fall sein, wobei durch den Insulinmangel u.a. die Glucoseaufnahme in die Körperzellen gestört ist. Auch seelische Konflikte können sich auf das Hungergefühl auswirken. Manche Menschen versuchen, meistens unbewußt, die Probleme mit „ständigem" Essen zu kompensieren und spüren dabei nicht, wie sie in einen „Teufelskreis" geraten: Es wird versucht, den Konflikt mit Essen zu lösen, wobei das Essen als Trost oder Ersatz für irgendetwas empfunden wird. Die damit verbundene Gewichtszunahme (s. Abschn. Körpergewicht S. 165) bewirkt erneute Traurigkeit und das Essen bringt dann wieder den vorübergehenden Trost.

Verminderter Appetit

Jeder Mensch hat Phasen von vermindertem Appetit, wobei solche Zeiten sicher, wenn sie kurzfristig auftreten, als normal angesehen werden können.

Problematisch kann die Situation jedoch werden, wenn die Appetitlosigkeit über einen längeren Zeitraum anhält und die Ursache in einer bestimmten Grunderkrankung liegt. Z. B. gehen Erkrankungen des Magen-Darm-Traktes oder fiebrige Erkrankungen meistens mit Appetitlosigkeit einher, wobei der Patient die Lust am Essen verloren hat und in seinen Speisen „herumstochert", ohne davon zu essen. Auch können Appetitsstörungen auftreten, z. B. weil eine Abneigung gegenüber Fett besteht, was ein Hinweis sein kann auf eine Erkrankung der Leber oder Galle. Patienten mit einem Magenkarzinom äußern häufig, eine Abneigung gegenüber Fleischgerichten zu haben.

Auch rufen bestimmte Medikamente, wie Digitalispräparate oder Zytostatika eine Verminderung des Appetits hervor.

Bei schweren organischen oder psychischen Erkrankungen können Patienten sogar die Nahrung gänzlich verweigern, bis hin zum Auftreten einer lebensbedrohlichen Situation (s. Abschn. Körpergewicht S. 165).

Durst

Mit dem Durstgefühl hat man das Bedürfnis etwas zu trinken, und somit soll durch die angestrebte Flüssigkeitsaufnahme der Wasserhaushalt des Körpers reguliert werden. Über den minimalen Wasserbedarf hinaus bestehen bei jedem Menschen individuelle Bedürfnisse im Hinblick auf die Flüssigkeitsaufnahme, wobei allgemeine Trinkgewohnheiten, Emotionen oder auch gleichsam Störungen des Durstgefühls von Bedeutung sind.

Der grundsätzliche Wasserbedarf wird durch die Außentemperatur, die Luftfeuchtigkeit, die Muskelarbeit und die aufgenommene Nahrung (Salzgehalt) zusätzlich beeinflußt.

Vermehrter Durst

Bei Erkrankungen, die mit starkem Wasserverlust (s. Kapitel: Erbrechen, Stuhl, Urin, Schweiß) einhergehen, wird sicher von den Patienten auch ein starkes Durstgefühl empfunden. Die Situation ist für einen Menschen nur schwer erträglich, wenn er unter starkem Durst leidet und aufgrund einer Erkrankung über einen gewissen Zeitraum keine Flüssigkeit zu sich nehmen darf, was z. B. nach einer Operation der Fall sein kann. Wichtig dabei ist, daß der Patient entsprechende Informationen erhält, die ihm deutlich machen, warum er für eine bestimmte Zeit diesen Zustand erleiden muß, und daß dieser durch entsprechende pflegerische Maßnahmen erleichtert wird.

Bestimmte Stoffwechselerkrankungen, z. B. der Diabetes mellitus (Zuckerkrankheit) oder der Diabetes insibidus (Wasserharnruhr) gehen mit starkem Durstgefühl einher, weil es bei beiden Erkrankungen zur vermehrten Urinausscheidung kommt (s. Kapitel „Urin"), wobei das geäußerte Durstgefühl ein wichtiger Hinweis auf o. g. Erkrankungen sein kann.

Verminderter Durst

Sehr häufig wird von älteren oder verwirrten Patienten kein Durstgefühl empfunden oder geäußert, so daß es die Aufgabe des Pflegepersonals ist, diesen Patienten regelmäßig Getränke anzubieten und darauf zu achten, daß genügend Flüssigkeit zugeführt wird. Unzureichende Flüssigkeitszufuhr ist an der schlaffen, in Falten abhebbaren Haut zu erkennen, so wie an den trockenen und rauhen Schleimhäuten (s. Kapitel „Haut").

Verwirrtheit bei alten Menschen kann ein Zeichen von hochgradigem Wassermangel sein.

Körpergewicht

Die Begriffe **Idealgewicht, Normalgewicht, Untergewicht** und **Übergewicht** sind in der Medizin festgelegt (Tabelle 5).

Tabelle 5. Definition der Abweichungen vom Normalgewicht (Nach Brakhoff 1987)

Begriff	Definition
Absolut behandlungsbedürftiges Übergewicht	Mehr als 40 % über Normalgewicht
Behandlungsbedürftiges Übergewicht (Kontrolle von Blutdruck, Blutfetten und Blutzucker)	Mehr als 20 % über Normalgewicht
Übergewicht	Mehr als 10 % über Normalgewicht
Normalgewicht (Sollgewicht)	Berechnung nach der Broca-Formel: Körpergröße [cm]–100=Normalgewicht [kg]
Idealgewicht	Männer: Normalgewicht –10 % Frauen: Normalgewicht –15 %
Untergewicht	Unterhalb des Idealgewichts

Eine neuere Berechnungsmethode erfolgt nach dem sog. Quetelet-Index:

[Körpergewicht (kg)] : [Körpergröße (m) zum Quadrat]
Beispiel:
Bei einer Körpergröße von 160 cm und einem Gewicht von 55 kg lautet die Formel 55 : (1,6 × 1,6) = 55 : 2,56 = 21,48 ≈ 21,5
Die Bedeutung dieser Zahlen zeigt Tabelle 6.

Diese Berechnungsformel entspricht neuesten wissenschaftlichen Erkenntnissen und weist im Vergleich zur alten Methode (Körperlänge in Zentimetern minus 100 cm = Normalgewicht; abzüglich 10–15 % = Idealgewicht) wesentliche Vorteile auf:

● Unterschiedliche Körpergrößen werden besser berücksichtigt.

● Als Normalgewicht gilt nicht nur eine starre Zahl, sondern ein *Zahlenbereich*. Unterschiedliche Einflüsse auf das Körpergewicht wie „schwere Knochen", Muskulatur usw. sind in diesem Bereich mit berücksichtigt.

Tabelle 6. Bedeutung verschiedener Quetelet-Indizes. (Nach Juchli 1991)

Quetelet-Index	Bedeutung
<15	Magersucht
15–18,9	Untergewicht
19–24,9	Normalgewicht[a]
25–29,9	Übergewicht
30–39,9	Fettsucht
>40	extreme Fettsucht

a   Die Person im genannten Beispiel mit der berechneten Zahl von 21,5 ist also normalgewichtig. Das Idealgewicht liegt an der unteren Grenze des Normalgewichts.

Es gibt viele Untersuchungen unterschiedlichster Bevölkerungsgruppen in Deutschland mit dem Ziel der Körpergewichtserfassung.

Nach einer angeblich repräsentativen Studie aus den Jahren 1978/1979 zur Untersuchung des Gewichts der deutschen Bevölkerung sollen etwa 16 % ein Untergewicht (unter 15 % des Normalgewichtes) und 17 % ein Übergewicht (über 15 % des Normalgewichtes) haben; die übrigen 67 % liegen zwischen Ideal- und leichtem Übergewicht. Aufgrund bestimmter Interpretationen von Daten amerikanischer Versicherungsgesellschaften war man lange der Meinung, das wünschenswerte Körpergewicht läge unterhalb des Normalgewichtes. Daher auch die Bezeichnung Idealgewicht. Inzwischen hat sich diese rigorose Einengung gelockert, „erlaubtes" Körpergewicht reicht heute von etwa –10 % bis +10 % des Normalgewichts, also bis in den Bereich des leichten Übergewichts hinein. (D. Hänsel, in Brakhoff 1987)

Krankhafte Gewichtsveränderungen

Von einer krankhaften Gewichtsveränderung wird dann gesprochen, wenn die Gewichtsveränderung auch gleichzeitig gesundheitliche Folgen nach sich zieht.

Übergewicht

Übergewicht ist häufig eine Folge falscher Eßgewohnheiten und übermäßiger Nahrungsaufnahme. Selten handelt es sich dabei um eine hormonelle Störung oder eine Wasseransammlung im Gewebe (Ödem). Die Fettleibigkeit (Adipositas) ist gekennzeichnet durch große Mengen an Fettgewebe, das mehr oder weniger gleichmäßig am Körper verteilt ist. Übergewicht stellt für den Organismus eine starke physische Belastung dar (Gelenke, Wirbelsäule), und häufig können dazu Bluthochdruck oder Stoffwechselstörungen auftreten.

Untergewicht

Eine starke Gewichtsabnahme ist bei vielen Erkrankungen ein Begleitsymptom (Magen-Darm-Erkrankungen, Infektionserkrankungen oder Karzinom). Der reduzierte Ernährungszustand ist an dem ungenügend vorhandenen subcutanen Fettpolster zu erkennen, der Patient ist abgemagert, fühlt sich müde, schlapp und ist leistungsunfähig. Hochgradige Abmagerung wird als *Kachexie* bezeichnet, wobei die Fettpolster völlig fehlen und die Haut schlaff und faltig wird.

Psychogene Eßstörungen

Da die Eßstörungen in den letzten Jahren erheblich zugenommen haben und von ihnen häufig weibliche Jugendliche betroffen sind, sollen solche Störungen in diesem Rahmen Erwähnung finden:

Anorexia nervosa (Magersucht)

Betroffen von der Magersucht sind vorwiegend Mädchen und Frauen zwischen 12 und 20 Jahren und zwar 3–5 pro 100 000 der Bevölkerung. Das Verhältnis zwischen weiblichen und männlichen Erkrankten beträgt 10 : 1.

Das Leitsymptom der Anorexia nervosa ist die gewollte Gewichtsabnahme bzw. das Erhalten des stark erniedrigten Körpergewichts. Wie hoch der Gewichtsverlust sein muß, um von einer Anorexia nervosa sprechen zu können, wird unterschiedlich diskutiert. Meistens wird ein Verlust von mindestens 25 % des ursprünglichen Körpergewichts zugrunde gelegt.

Am Anfang der Erkrankung muß das Hungergefühl bezwungen werden, so daß der Begriff Anorexia (Appetitlosigkeit) nicht ganz zutreffend ist. Später stellt sich dann ein „Kontrollverlust" über die Gewichtsabnahme ein. Die Angst vor der Gewichtszunahme hängt häufig mit der Fehleinschätzung des eigenen Körpers zusammen, der in seinen Maßen erheblich überschätzt wird. Weil das Körpergewicht niedrig gehalten werden soll, beschäftigen sich die Betroffenen ständig mit Essen und Kalorien. Oft werden große Mengen Abführmittel eingenommen oder Erbrechen wird selbst herbeigeführt, was die Gewichtsreduktion unterstützen soll.

Als Folge des Gewichtsverlustes durch das Erbrechen und den ständigen Gebrauch von Abführmitteln können sich neben der Kachexie noch weitere körperliche Symptome entwickeln, wie erniedrigte Körpertemperatur, niedrige Pulsfrequenz, niedriger Blutdruck und Stoffwechselstörungen.

Spätestens, wenn das Körpergewicht unter 40 kg liegt, muß dringend eine stationäre Behandlung angestrebt werden, wobei das häufig recht schwierig ist, da die Betroffenen ihren Zustand als normal erleben und diesen Zustand verteidigen.

Hinter all den Störungen des Eßverhaltens und der gewollten Gewichtsreduktion muß wohl eine Ursache in bestimmten psychischen Faktoren und einer besonderen Familiendynamik liegen.

Bulimia nervosa (Eß-Brech-Sucht)

Auch bei dieser Erkrankung sind überwiegend Frauen (Verhältnis weiblich:männlich=10:1) in einem Alter zwischen 15 und 35 Jahren betroffen und zwar 3,5 % der deutschen Frauen (V. Pudel, in Brakhoff 1987).

Wie die Anorexia nervosa hat auch die Bulimie einen persönlichkeitsspezifischen Hintergrund. Auslöser der Krankheit ist meistens eine Abmagerungskur, in deren Verlauf Freßattakken auftreten oder aber der Verlust einer wichtigen Bezugsperson. Im weiteren Verlauf der Erkrankung sind dann Spannungszustände, Ängste oder eine innere Leere auslösende Mechanismen für eine Heißhunger-Attacke. Dabei werden riesige Mengen von Nahrungsmitteln verschlungen, was meistens heimlich unter starker psychischer Anspannung geschieht. Nach diesem Freßanfall leiden die Patientinnen sehr und quälen sich mit Selbstvorwürfen für dieses Fehlverhalten. Das zweite Leitsymptom nach den Freßanfällen ist das Erbrechen, das am Anfang selbst induziert wird, später dann aber nach jeder Freßattacke von alleine erfolgt.

Häufig werden zusätzlich Appetithemmer eingenommen, um das Hungergefühl zu unterdrücken oder es werden zur Gewichtsreduktion Abführmittel und entwässernde Medikamente eingesetzt. Körperliche Beeinträchtigungen treten selten auf, nur bei extremem Mißbrauch von Laxantien und Diuretica. Symptome können dann bedrohliche Elektrolytstörungen, Muskelschwäche, Herzrhythmusstörungen und Magen-Darm-Beschwerden sein, so daß eine stationäre Behandlung erforderlich werden kann.

Bulimie-Patientinnen setzen für ihre Gewichtsabnahme keine untere Grenze fest, sie wollen nicht dick werden. Die meisten Bulimikerinnen sind normal- bzw. idealgewichtig.

Eßsucht

Bei der Eßsucht kommt es zu periodisch auftretenden Eßanfällen, wobei meist süße Nahrungsmittel verschlungen werden, oder aber es besteht ein kontinuierliches gieriges Überessen.

Durch das vermehrte Essen werden seelische Spannungen abgebaut oder wenigstens gemildert.

Die ernährungspsychologische Forschungsstelle in Göttingen sieht die Ursache der Übergewichtigkeit (Adipositas) in einer Störung der Appetitsättigungsregulation. Die Betroffenen spüren keine körpereigenen Signale, die anzeigen, ob sie Hunger haben oder nicht. Das Essen wird als Kompensationsmittel eingesetzt bei Ärger, Trauer, Mißerfolg oder Langeweile. Auch veränderte Umweltfaktoren, z. B. Aufnahme eines Berufs mit sitzender Tätigkeit oder Einstellung von sportlichen Aktivitäten führen zu einer Gewichtszunahme. Untersuchungen haben ergeben, daß die Kinder von übergewichtigen Eltern zu 80 % auch Übergewicht aufweisen. Bei langandauernder Übergewichtigkeit kann es zu Überanstrengung der Organsysteme kommen, wobei besonders das Herz-Kreislauf-System, die Gelenke und die Wirbelsäule betroffen sind und sich Stoffwechselkomplikationen entwikkeln können.

Wie Abb. 45 zeigt, können die Anorexia nervosa, die Bulimia nervosa und die Adipositas ineinander übergehen:

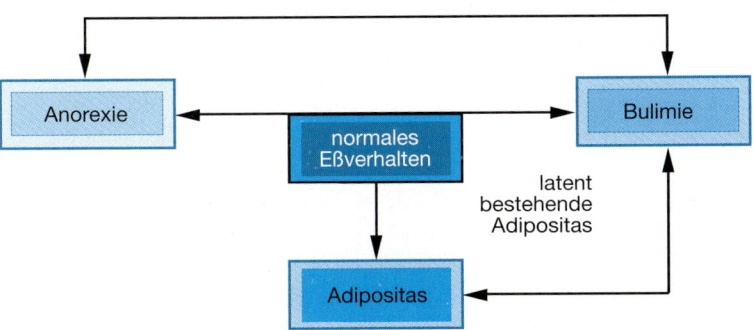

Abb. 45. Beziehung der verschiedenen Eßstörungen (Nach M. Langsdorff)

Auffallend bei allen 3 Erkrankungen ist die psychische Komponente. Meist fühlen sich die Betroffenen lange Zeit subjektiv gesund und verdrängen den Gedanken an eine Erkrankung und somit an eine Therapie.

Insgesamt bedarf es, um der Entwicklung von Eßstörungen entgegenzuwirken, einer weitreichenden Prävention, die in der Familie und den Schulen beginnen sollte.

Zusammenfassung

Ein guter Ernährungszustand kann nur erreicht werden, wenn die Mahlzeiten und deren Zusammensetzung auf die jeweiligen Lebensumstände eines Menschen abgestimmt sind.

Gewöhnlich kündigt sich die Notwendigkeit der Nahrungsaufnahme mit einem Hungergefühl an. Das Hungergefühl kann gesteigert sein, z. B. nach großer körperlicher Anstrengung, was völlig normal ist; es kann aber auch ein Anzeichen für eine Stoffwechselerkrankung, z. B. eine Überfunktion der Schilddrüse sein.

Vorübergehend kann bei jedem Menschen einmal ein verminderter Appetit auftreten, wobei bei langandauernder Appetitlosigkeit aber auch an eine krankhafte Ursache zu denken ist.

Meistens gehen Erkrankungen des Magen-Darm-Traktes oder fieberhafte Erkrankungen mit Appetitlosigkeit einher.

Das Bedürfnis nach Flüssigkeitsaufnahme wird als Durstgefühl empfunden.

Bei Erkrankungen, die mit starkem Flüssigkeitsverlust einhergehen, wird von den Patienten meistens eine große Flüssigkeitsmenge getrunken, ebenso bei bestimmten Stoffwechselerkrankungen (Diabetes mellitus).

Sehr häufig wird von älteren oder verwirrten Patienten kein Durstgefühl geäußert, so daß es eine wichtige pflegerische Aufgabe ist, auf ausreichende Flüssigkeitszufuhr zu achten.

Das Körpergewicht spielt bei vielen Erkrankungen eine wichtige Rolle: Übergewicht ist häufig die Folge von falschen Eßgewohnheiten, starkes Übergewicht kann über einen langen Zeitraum hinweg gesundheitliche Schäden, wie z. B. Bluthochdruck oder Stoffwechselstörungen auslösen.

Ein starkes Untergewicht kann ein Begleitsymptom bei vielen Erkrankungen sein (Magen-Darm-Erkrankungen, Karzinom, Infektionskrankheiten). Der Patient ist dabei abgemagert, fühlt sich schlapp und müde.

Zu den Eßstörungen gehören:
– Anorexia nervosa (Magersucht),
– Bulimia nervosa (Eß-Brech-Sucht),
– Adipositas (Fettsucht).

Aufgaben

▶ Diskutieren Sie in der Gruppe, welche Bedeutung das Körpergewicht für jeden von Ihnen hat.
Wie stark ist die Beeinflussung durch Mode, Zeitungen und Fernsehen?
Wie sind die bisherigen Erfahrungen mit Diäten?

▶ Eine adipöse Patientin möchte im Rahmen ihres Krankenhausaufenthalts ihr Gewicht reduzieren und erhält deshalb eine Diät mit 1 000 kcal täglich. Es fällt der Patientin schwer, nicht „heimlich" nebenbei zu naschen, was sie Ihnen anvertraut.
Welche Unterstützung könnte Ihrer Meinung nach im Rahmen der Pflege angeboten werden?

▶ Welche präventive Maßnahmen können Sie sich vorstellen, um junge Mädchen vor den Gefahren unnötiger Diäten zu warnen?

Notizen

15 Ausscheidungen

15.1 Urin

Die Niere ist neben der Lunge, der Haut und dem Darm das wichtigste Ausscheidungsorgan. Durch die Tätigkeit der Nieren werden mitunter schädliche Substanzen aus dem Körper entfernt. Ausgeschieden werden überwiegend: Wasser, Endprodukte aus dem Stoffwechsel und Salze. Durch die Nierentätigkeit werden also überflüssige und „giftige" Stoffe aus dem Körper entfernt und der Wasserhaushalt, Salz- und Säure-Basenhaushalt des Organismus reguliert. Das geschieht über einen komplizierten Filtrationsprozeß des Blutes, bzw. des Blutplasmas, wobei das Endprodukt der Urin ist.

Der gesunde Mensch scheidet je nach Flüssigkeitsaufnahme innerhalb von 24 Std. ca. 1 000–2 000 ml Urin in 4 bis 6 Miktionen aus.

Neben der Flüssigkeitsaufnahme ist die Urinausscheidungsmenge abhängig von der extrarenalen Ausscheidung (Stuhl, Atmung, Schweiß). Die Nieren sind imstande, bei einem großen Flüssigkeitsangebot zu „verdünnen" und bei einem geringen Angebot an Flüssigkeit zu „konzentrieren".

Normalerweise ist der Urin klar, je nach Konzentration hell- bis dunkelgelb. Frischer Urin, ist fast geruchlos, reagiert mit einem pH Wert zwischen 5,5 und 6 leicht sauer, wird jedoch durch Bakteriengärung des Harnstoffes stechend riechend und alkalisch. Läßt man den Urin 1–2 Stunden stehen, so kann man beobachten, daß sich die festen Bestandteile des Urins gesenkt haben, es hat sich ein Sediment gebildet, das bei Bedarf mikroskopisch untersucht werden kann. Die Harnblase kann etwa 650–750 ml Urin fassen, wobei pro Miktion, die willkürlich und schmerzlos erfolgt, ca. 250–400 ml ausgeschieden werden.

Erkrankungen der Nieren und ableitenden Harnwege können z. B. durch Abweichungen von Menge, Farbe, spezifischem Gewicht oder durch auffällige Beimengungen im Urin angezeigt werden.

Miktionsstörungen

Der normale Vorgang des Wasserlassens wird als *Miktion* bezeichnet. Ist dieser Vorgang in irgendeiner Form beeinträchtigt, so sprechen wir von einer Miktionsstörung.

Ein Leitsymptom der Blasenentleerungsstörungen ist die *Dysurie*, das Wasserlassen ist schmerzhaft und erschwert, was zum Beispiel durch eine Abflußbehinderung, eine Verengung der Harnröhre oder Vergrößerung der Prostata bedingt sein mag. Von einer Dysuria psychica sprechen wir, wenn jemand nicht im Beisein anderer Wasser lassen kann, was im Krankenhaus zum Problem werden kann.

Kommt es zu häufigen Miktionen in kleinen Mengen, so sprechen wir von einer *Pollakisurie*, wobei die ausgeschiedene 24-Stunden-Urinmenge normal sein kann. Auch muß nicht unbedingt eine Krankheitsursache vorliegen, denn Nervosität oder Angst können ebenfalls eine Pollakisurie bewirken. Ganz typisch ist das häufige Wasserlassen bei einer Blasenentzündung oder bei gynäkologischen Erkrankungen, wobei das häufige Wasserlassen während einer Schwangerschaft keine krankhafte Ursache haben muß.

Unter *Harnverhalten* oder *Harnretention* versteht man die Unfähigkeit, Harn abzugeben trotz gefüllter Harnblase. Ursachen dafür sind z.B. Blasensteine oder Prostataadenome (Vergrößerung der Vorsteherdrüse). Eine Folge ist die dauernde Überbeanspruchung des Blasenschließmuskels und Zystitisgefahr (Blasenentzündung). Mit zunehmender Dehnung der Blase kann es zur sogenannten „Überlaufblase" kommen, es tropft soviel Urin aus der Blase, wie durch die Harnleiter in sie hineinfließt.

In diesem Zusammenhang soll der Begriff *Restharn* erläutert werden:
Darunter versteht man die Urinmenge, die nach spontaner Entleerung in der Harnblase zurückbleibt. Eine Restharnmenge bis zu 30 ml kann als normal angesehen werden, größere Restharnmengen verbleiben in der Blase, z.B. bei einem Hindernis am Blasenhals, bei Prostataadenom oder bei neurogenen Störungen. (Die Feststellung der Restharnmenge ist möglich durch Katheterismus, röntgenologische oder nuklearmedizinische Methoden.)

Ist ein Patient nicht imstande, den Harn willkürlich zurückzuhalten und es kommt zu einem unwillkürlichen Harnabgang, so sprechen wir von einer *Harninkontinenz*. Die

Ursachen können organisch bedingt sein, z. B. durch Fehlbildungen, oder Patienten mit Nervenausfällen können unter einer Inkontinenz leiden, ebenso wie Frauen in fortgeschrittenem Alter, bedingt durch eine zunehmende Bindegewebeschwäche des Beckenbodens.

> Die Pflege eines inkontinenten Patienten bedarf einer einfühlsamen Pflegeperson. Die meisten Patienten leiden sehr unter dieser Situation.

Urinmenge

Scheidet ein Patient innerhalb von 24 Stunden 500 ml und weniger aus, so sprechen wir von einer *Oligurie*. Sie ist meistens auf ungenügende Flüssigkeitsaufnahme, oder auf großen Flüssigkeitsverlust, wie Erbrechen, Durchfall, starkes Schwitzen oder Blutverlust zurückzuführen. Bei mechanischen Abflußbehinderungen oder beim Nierenversagen kann die ausgeschiedene Urinmenge sogar noch weniger betragen, wir erleben dann den Zustand der *Anurie*, der über einen längeren Zeitraum hinweg zur *Urämie* (Harnvergiftung) führen kann. (Die harnpflichtigen Substanzen werden unzureichend oder gar nicht mehr über die Nieren ausgeschieden.).

Einige Erkrankungen können auch mit einer vermehrten Urinausscheidung, einer *Polyurie* einhergehen. Beim Diabetes insipidus (Wasserharnruhr) liegt eine hormonelle Störung vor, so daß große Mengen Urin ausgeschieden werden, sogar bis zu 10 l/24 Std. Weitere Erkrankungen, möglicherweise einhergehend mit einer Polyurie, sind z. B. Diabetes mellitus oder eine chronische Nephritis. Wenn ein Patient Diuretica zur Ödemausschwemmung nimmt, so kann das ebenfalls eine Polyurie zur Folge haben.

Ein großer Flüssigkeitsverlust ohne entsprechenden Ersatz verursacht eine Austrocknung der Haut und Schleimhäute, und der Patient wird unter großem Durst leiden.

Urinfarbe

Die gelbe Farbe des Urins entsteht durch den Harnfarbstoff *Urochrom*. Normalerweise ändert sich die Farbe entsprechend seiner Konzentration. Störungen der Lebertätigkeit oder Abflußbehinderungen in den Gallengängen bewirken, daß der gestaute Gallenfarbstoff (Bilirubin) vermehrt ins Blut übertritt und somit auch verstärkt über die Nieren ausgeschieden wird. Der Urin ist dann charakteristischerweise „bierbraun" und mit gelbem Schaum versehen. Können wir mit „bloßem" Auge erkennen, daß der Urin durch Blut rotbraun gefärbt ist, so sprechen wir von einer *Makrohämaturie*. Ist die Blutbeimengung nur mit Hilfe eines Mikroskopes sichtbar zu machen, sprechen wir von einer *Mikrohämaturie*.

Für das Pflegepersonal und die Patienten ist es wichtig zu wissen, daß bestimmte Medikamente und Teststoffe Farbveränderungen bewirken können (z. B. Laxanzien, Harndesinfektionsmittel).

Das spezifische Gewicht des Urins

Das spezifische Gewicht ist das Art- oder Eigengewicht eines Körpers. Es sagt aus, um wieviel schwerer oder leichter ein Stoff ist als das gleiche Volumen Wasser.

1 ml Wasser wiegt bei 4 °C 1 g = 1 000 mg.

Stellen wir beim Urin ein spezifisches Gewicht von z. B. 1020 (eigentlich 1,020 g/cm) fest, so heißt das, daß in 1 ml Urin 20 mg Stoffe gelöst sind. Das normale spezifische

Gewicht des Urins liegt zwischen 1015 und 1025, es ist abhängig von den im Urin gelösten Stoffen.

Bei fortschreitender Niereninsuffizienz scheiden die Nieren einen dem Blutplasma isotonen Harn mit einem spezifischen Gewicht zwischen 1008 und 1012 aus. Diesen Zustand bezeichnet man als *Isosthenurie* („Starrheit") der Nieren.

Das spezifische Gewicht wird bei Zucker- und Eiweißausscheidung erhöht.

Durchführung der Messung:

Wir benötigen ein Urometer (eine kleine Senkwaage, die auf 20 °C geeicht ist, Abb. 46) und einen entsprechend großen Meßzylinder, in den der Urin gefüllt wird. Der Meßzylinder wird auf eine ebene Unterlage gestellt und das Urometer in den Meßzylinder gegeben, so daß es frei schwimmen kann. Schaumblasen, die sich am Rand des Urometers bilden, werden mit einem Filterpapier entfernt. Die Eintauchtiefe des Urometers hängt vom spezifischen Gewicht des Urins ab.

Das spezifische Gewicht kann auch mit entsprechenden Teststreifen festgestellt werden, so daß die Messung mit Senkwaage nur noch vereinzelt erfolgt.

Beimengungen

Mit Hilfe klinisch-chemischer Untersuchungsmethoden können wir die festen Bestandteile im Urin-Sediment, andererseits die gelösten Stoffe im Urin-Überstand feststellen.

Eine gewisse Anzahl von Epithelzellen, Leukozyten und Zylinder ist normal, während ein starker Anstieg dieser Bestandteile pathologisch sein – und z. B. auf einen entzündlichen Prozeß hinweisen kann. Das Vorhandensein von Erythrozyten im Urin-Sediment ist immer ein Anzeichen für

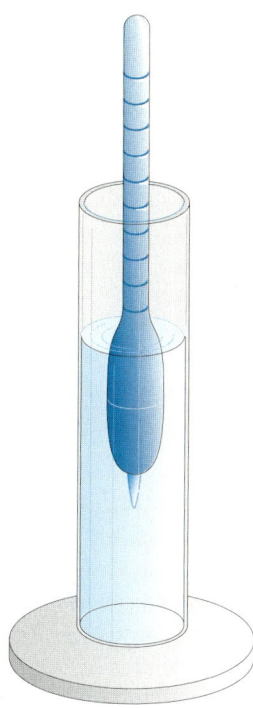

Abb. 46. Urometer mit Meßzylinder

einen pathologischen Prozeß in Niere oder Harnwegen. Bakterien können gezielt durch das Anlegen einer Kultur nachgewiesen werden. Beimengungen, wie Eiter oder Harngries können teilweise schon mit bloßem Auge festgestellt werden.

Durch das Schnelltestverfahren ist eine Urinuntersuchung einfach durchzuführen. Verschiedene Firmen bieten eine Reihe von Schnellreagenzien und Teststreifen an (Tabletten, Stix).

Universalstreifen umfassen meist folgende Parameter:
– Glukose,
– Bilirubin,

– Aceton,
– Blut,
– pH-Wert,
– Eiweiß,
– Urobilinogen,
– Nitrit,
– Leukozyten,
– spezifisches Gewicht.

Umgang mit Urin-Teststreifen

Der Teststreifen wird kurz (ca. 1 s) in den frischen Urin eingetaucht. Beim Herausnehmen wird die seitliche Kante am Gefäßrand abgestreift. Nach meist 60 s (abhängig von der Hersteller-Firma) wird die Reaktionsfarbe des Streifens mit der entsprechenden Skala verglichen.

Farbskala und Zeitfaktor sind abhängig von der Hersteller-Firma und entsprechend zu berücksichtigen (s. Verpackungsliteratur!).
Die Teststreifen sind vor Luftfeuchtigkeit zu schützen und kühl zu lagern.

Zusammenfassung

Der gesunde Mensch scheidet je nach Flüssigkeitsaufnahme ca. 1 000–2 000 ml Urin in 24 Stunden aus, wobei die Niere imstande ist, zu „konzentrieren" oder zu „verdünnen", je nach Flüssigkeitsangebot. Der Urin ist normalerweise klar und je nach Konzentration hell- bis dunkelgelb.
Die Harnblase faßt ca. 650–750 ml, wobei pro Miktion ca. 200–400 ml ausgeschieden werden.

Ist das Wasserlassen schmerzhaft und erschwert, so sprechen wir von einer Dysurie. Kommt es zu gehäuften Miktionen mit kleinen Mengen, so wird dieser Zustand als Pollakisurie bezeichnet. Unter Harnverhalten oder Harnretention versteht man die Unfähigkeit Harn abzugeben, trotz gefüllter Harnblase. Harninkontinent sind Patienten, die nicht in der Lage sind, das Wasserlassen willkürlich zu steuern.

Auch können Abweichungen von der normalen Urinausscheidungsmenge auf Störungen oder Erkrankungen hinweisen. Eine Oligurie ist gekennzeichnet durch eine 24-Stunden-Urinmenge unter 500 ml. Verringert sich die Urinmenge weiterhin, so daß weniger als 100 ml/24 Stunden (Anurie) ausgeschieden werden, ist für den Patienten die Gefahr der Urämie gegeben. Beim Diabetes insipidus werden dagegen durch eine hormonelle Störung große Urinmengen (Polyurie) ausgeschieden.

Farbveränderungen und Trübungen des Urins können sowohl durch Krankheiten, als auch durch Medikamente hervorgerufen werden.

Schnellreagenzien und Teststreifen ermöglichen eine Urinuntersuchung, die auf einfache Weise durchzuführen ist.

Aufgaben

▶ Stellen Sie unterschiedlich konzentrierte Zuckerlösungen her und messen deren spezifisches Gewicht mit Hilfe eines Urometers.

▶ Eine große Beeinträchtigung und Belastung für den Patienten ist die Harninkontinenz. Diskutieren Sie in Ihrer Klasse über Erfahrungen mit inkontinenten Patienten und stellen Sie die pflegerischen Schwerpunkte besonders heraus.

▶ Beobachten Sie die Farbveränderungen Ihres Urins, z.B. nach großer/geringer Flüssigkeitszufuhr, oder nach starkem Schwitzen durch Hitze, Sport etc.

Notizen

15.2 Stuhl (Faeces)

Lernziele

- Die normalen Bestandteile des Stuhls nennen können.
- Erklären können, welche Ursachen bei Darmentleerungs-störungen vorliegen können.
- Mögliche Farbveränderungen aufzählen – und deren Ursachen zuordnen können.
- Pathologische Beimengungen nennen können.

Nahrungsrückstände, die ca. 500 ml Volumen täglich ausmachen, gelangen nach der Dünndarmpassage in den Dickdarm. Der Dickdarm dient als Speicherreservoir zur Ansammlung des Stuhls vor der Entleerung, wobei das Stuhlvolumen durch Waserresorption erheblich verringert wird (auf ca. 150 ml). Der Stuhl gelangt nach der Dickdarmpassage in das Rectum, wobei er sich in der Ampulle des Rectums ansammelt und von hier durch den After ausgeschieden wird.

Die normalen Bestandteile des Stuhls sind:
Wasser (ca. 70–75 %), Ballaststoffe, Schleim, Darmepithelien, überschüssige Mineralstoffe, Bakterien und Farbstoffe.

Die *Stuhlentleerung* (Defäkation) erfolgt willkürlich und schmerzlos durch die Kontraktion der Darmmuskulatur und die Erschlaffung der Schließmuskeln bei gleichzeitiger Unterstützung durch die Bauchpresse. Die tägliche *Stuhlmenge* ist abhängig von der Zusammensetzung der aufgenommenen Nahrung, wobei durchschnittlich 100–300 g innerhalb von 24 Stunden ausgeschieden werden.

Beim Gesunden ist der Stuhl geformt und zwar entsprechend dem Lumen des Darmes. Die dunkelbraune *Farbe* des Stuhls entsteht durch den Stuhlfarbstoff Sterkobilin, (umgewandeltes Bilirubin).

Der typische Stuhl*geruch* entsteht durch die Gärungs- und Fäulnisprozesse im Darm bei der Eiweiß- und Kohlenhydratverdauung.

Darmentleerungsstörungen

Kommt es zur gehäuften Entleerung von Stühlen (mehr als 3 Stühle/24 Stunden) mit übermäßigem Wassergehalt, also von flüssiger Konsistenz, so sprechen wir von einer *Diarrhö*. Verschiedene Ursachen können eine Diarrhö bewirken, auf jeden Fall findet keine Eindickung des Stuhls statt (z.B. durch Resorptions- oder Motilitätsstörungen). Auch psychische Gründe, wie Angst, Anspannung oder Aufregung, können gehäufte Darmentleerungen auslösen.

Wohl jeder hat schon einmal an einer infektiösen (viral oder bakteriell bedingt) Durchfallerkrankung gelitten und weiß, daß solche Erkrankungen meistens mit Übelkeit und Erbrechen einhergehen.

Massive Durchfälle können für Kleinkinder und alte Menschen wegen des hohen Wasserverlusts lebensbedrohlich sein. Eine wichtige Maßnahme ist der Flüssigkeits- und Elektrolytersatz.

Von Stuhlverstopfung (*Obstipation*) sprechen wir, wenn der Darminhalt verlängert im Intestinaltrakt verweilt oder wenn der eingedickte Stuhl, mit meistens harter Konsistenz, verzögert entleert wird.

Meistens kommt es dann zu weniger als drei Stühlen pro Woche.

Obstipation ist keine Krankheit, sondern ein Symptom mit vielen Ursachen, die im Magen-Darm-Trakt, Nervensystem oder in der Psyche eines Menschen begründet sein können. Eine Obstipation kann jedoch auch aufgrund mangelnder Flüssigkeitszufuhr, überwiegend ballaststoffarmer Ernährung oder durch fehlende körperliche Bewegung hervorgerufen werden.

Stuhlverstopfung wirkt sich auch auf das Allgemeinbefinden der Patienten aus; denn sie klagen meistens u. a. über einen gespannten Bauch, Völlegefühl und Appetitlosigkeit.

Wenn die Darmentleerung nicht mehr willkürlich gesteuert werden kann und es kommt zum unfreiwilligen Stuhlabgang, so sprechen wir von einer *Stuhlinkontinenz*, wobei z. B. Erkrankungen im Gehirn, Rückenmark oder ein Darmtumor vorliegen können. Stuhlinkontinenz bedeutet für einen Patienten eine große seelische Belastung, und deshalb bedürfen diese Patienten einer besonders einfühlsamen Pflege.

Klagt ein Patient über beständigen schmerzhaften Stuhldrang (*Tenesmus*), bei geringer oder fehlender Entleerung, handelt es sich, häufig bedingt durch eine entzündliche Reizung, um einen Krampf des Schließmuskels.

Farbe

Die normale Stuhlfarbe kann durch Speisen, Medikamente oder krankhafte Vorgänge verändert sein. z. B. ist die Stuhlfarbe gelblich bei einer milchhaltigen Diät, während Rotwein und Blaubeeren eine schwarzbraune Färbung hervorrufen können. Rote Rüben und rote Beeren färben den Stuhl rötlichbraun. Kohle- und eisenhaltige Tabletten färben den Stuhl schwarz.

Hat ein Patient eine Röntgenuntersuchung des Magen-Darm-Traktes mit einem bariumhaltigen „Breischluck" hinter sich, so ist dessen Stuhl zunächst weißlich, so daß er vorher darauf hingewiesen werden muß.

Wenn der Gallensaft und somit der Gallenfarbstoff bei Leber- oder Gallenerkrankungen, z. B. durch Entzündungen oder einen Verschluß, nicht in den Dünndarm gelangen kann, beobachten wir lehmfarbenen, *acholischen* Stuhl.

Durch Blutungen im Magen oder im oberen Darmabschnitt verfärbt sich aufgrund einer chemischen Veränderung des Blutes der Stuhl schwarz (*Teerstuhl*; Melaena).

Beimengungen

Makroskopisch sichtbare Beimengungen werden häufig durch entzündliche Prozesse im Darm hervorgerufen (z. B. durch Colitis ulcerosa, Morbus Crohn). Dabei können wir evtl. *Schleimhautfetzen*, *Eiter-* oder *Blutauflagerungen* feststellen. Blutauflagerungen können aber auch z. B. auf eine Hämorrhoidalblutung hinweisen.

Auch Parasiten können mit dem Stuhl ausgeschieden werden. Starker Juckreiz im Analbereich kann zusätzlich auf das Vorhandensein von Madenwürmern (*Oxyuren*) hinweisen, die 2–12 mm lang – und im Stuhl erkennbar sind. Wesentlich größer sind die Spulwürmer (*Askariden*), die mit ihrem regenwurmähnlichen Aussehen eine Länge von 25 cm haben können. Durch den Genuß von rohem finnigem Rind- oder Schweinefleisch kann der Mensch von Bandwürmern (*Taenien*) befallen werden. Dabei werden mit dem Stuhl weiße, flache, fingernagelgroße Bandwurmglieder ausgeschieden.

Besteht die Vermutung, daß im Stuhl Blut ausgeschieden wird, das jedoch makroskopisch nicht erkennbar ist, muß der Nachweis von *okkultem Blut* (okkult=verborgen) erbracht werden, was mit chemischen Untersuchungsmethoden geschieht.

Geruch

Bei Verdauungsstörungen (*Dyspepsien*) kommt es bei einem erhöhten Fäulnis- oder Gärungsprozeß zu einen penetranten, stechenden Geruch.

Fäulnisdyspepsie=Störung in der Eiweißverdauung; *Gärungsdyspepsie*=Störung in der Kohlenhydratverdauung.

Auch *Teerstuhl* ist an seinem typischen Geruch nach „verändertem" Blut erkennbar.

Zusammenfassung

Der Stuhl besteht zu 70–75 % aus Wasser, aus Ballaststoffen, Fäulnis- und Gärungsprodukten, Schleim, Fermentresten, Darmepithelien, Mineralien, Bakterien und Farbstoffen. Die Häufigkeit der Stuhlentleerung ist bei jedem Menschen unterschiedlich, wobei die Defäkation willkürlich und schmerzlos erfolgt. Darmentleerungsstörungen sind: Diarrhö, Obstipation, Inkontinenz und Tenesmen, deren Ursachen harmlos – oder Anzeichen für schwerwiegende Erkrankungen sein können.

Die normale Stuhlfarbe entsteht durch das Sterkobilin. Farbveränderungen können durch bestimmte Speisen, Medikamente oder aber durch das Vorhandensein von Blut entstehen. Bei Leber- und Gallenerkrankungen kann evtl. acholischer Stuhl beobachtet werden.

Auffällige Beimengungen sind Schleim, Schleimhautfetzen, Eiter oder Darmparasiten.

Besteht der Verdacht auf eine Blutung, die makroskopisch nicht festzustellen ist, so muß dieses okkulte Blut mit chemischen Untersuchungsmethoden nachgewiesen werden.

Der typische Stuhlgeruch entsteht durch die Zersetzungsprozesse der Nahrungsreste im Darm. Bei Dyspepsien kann der Geruch penetrant und stechend sein.

Aufgaben

▶ Nennen sie die normalen Bestandteile des Stuhls.

▶ Wenn Sie schon einmal eine „Magen-Darm-Grippe" mit häufigen Durchfällen hatten, so versuchen Sie sich an diesen Zustand zu erinnern. Was bedeuten die eigenen Erfahrungen in Hinblick auf die Pflege eines Patienten mit Diarrhö?

▶ Der Nachweis von okkultem Blut kann z. B. mit dem „Hämokkulttest" (es gibt unterschiedliche Bezeichnungen, je nach Herstellerfirma) erbracht werden. Fragen sie auf „Ihrer" Station nach, wie dieser Test durchgeführt wird, über welchen Zeitraum er sich erstreckt und welche „Verhaltensregeln" ein Patient einhalten muß, damit das Ergebnis nicht verfälscht werden kann.

Notizen

15.3 Schweiß (Sudor)

Lernziele

- Bestandteile des Schweißes aufzählen können.
- die Begriffe:
  - Hyperhidrosis,
  - Hypohidrosis,
  - Anhidrosis,
  mit Angabe von jeweils einer Ursache erklären können.
- Beschreiben können, wie sich die Schweißsekretion bei einem kreislaufgefährdeten Patienten darstellt.

Der Schweiß wird von den Schweißdrüsen der Haut abgesondert (s. Kapitel: Beobachtung der Haut). Ihre Drüsenkörper liegen in der Unterhaut, ihre Ausführungsgänge enden als sichtbare Poren in der Oberhaut. Besonders zahlreich sind die Schweißdrüsen an den Handinnenflächen, den Fußsohlen, Achselhöhlen, auf dem Nasenrücken und auf der Stirn vertreten.

Die Schweißabsonderung ist ein vegetativer Vorgang, an dem fast ausschließlich der Nervus sympathikus beteiligt ist. Die Zentren für die Schweißsekretion liegen im Gehirn und Rückenmark.

Durch das Schwitzen (*Transpiration*) wird durch mehr oder weniger Absonderung, die Körpertemperatur mitreguliert.

Durch die Schweißdrüsen werden in 24 Stunden zwischen 400–1 000 ml Flüssigkeit ausgeschieden (extrarenale Ausscheidung). Um 1 000 ml Schweiß zu verdunsten, werden ca. 600 kcal. verbraucht.

Der Hauptbestandteil des Schweißes ist Wasser, ca. 99 %. Weitere Bestandteile sind Kochsalz, Harnstoff, Fettsäuren und Cholesterin, jedoch nur in geringer Menge.

Schweiß ist eigentlich geruchlos, erst durch die Beimengungen aus den Duftdrüsen erhält Schweiß den typischen Geruch, der als Körpergeruch wahrgenommen wird. Schweiß riecht unangenehm erst durch bakterielle Zersetzung, besonders an schlecht belüfteten Körperregionen.

Veränderungen der normalen Schweißsekretion

Kommt es zu einer vermehrten Absonderung von warmem, großperligem Schweiß, so sprechen wir von einer *Hyperhidrosis*, was bei starker Muskelarbeit und hoher Außentemperatur ein normaler Vorgang ist.

Vermehrte Schweißsekretion kann jedoch auch bei hohem Fieber, besonders bei Fieberabfall, oder auch bei einer Fehlregulation durch das zentrale Nervensystem entstehen. Patienten mit vegetativen Störungen leiden häufig unter einer vermehrten Schweißsekretion, ebenso Frauen, die sich im Klimakterium befinden. Auch Angst und Streß können Auslöser sein.

Mangelnde Schweißsekretion (*Hypohidrosis*) kann an schwülwarmen Tagen einen Wärmestau und somit einen Hitzschlag hervorrufen, da die Luft mit Wasserdampf gesättigt ist und der Körper seine Hitze nicht abgeben kann. Krankheiten, die mit Hypohidrosis einhergehen sind der Diabetes insipidus mit hohem Wasserverlust durch die vermehrte Urinausscheidung und Typhus, wobei sehr viel Wasser durch den Darm verlorengeht.

Außerdem kann die Schweißsekretion durch die Verlegung der Schweißdrüsenausführungsgänge vermindert sein, zum Beispiel bei einem endogenen Ekzem oder einer generalisierten Dermatitis mit Zerstörung der Schweißdrüsen.

Fehlt die Schweißabsonderung völlig, so sprechen wir von einer *Anhidrosis*, wobei es sich um eine angeborene oder erworbene Störung handelt, die meistens lokal begrenzt ist. Ursache kann auch ein großflächiger Defekt der Haut sein.

Vermehrtes *nächtliches Schwitzen* kann als ein Begleitsymptom bei Patienten mit Tuberkulose auftreten oder auch vermehrt bei geschwächten Patienten. Selbst vegetative Fehlregulationen oder Träume können Nachtschweiß auslösen.

Das Auftreten von *kaltem, kleinperligem* und *klebrigem* Schweiß, besonders auf der Stirn und Brust, kündigt häufig einen akuten bedrohlichen Zustand an, z. B. einen beginnenden Kreislaufkollaps.

Zusammenfassung

Aus den Schweißdrüsen, die sich in der Unterhaut befinden, wird der Schweiß durch die sichtbaren Ausführungsgänge, die Hautporen, nach außen abgesondert, ca. 400–1 000 ml/ 24 Stunden.
Zu 99 % besteht der Schweiß aus Wasser.
Veränderungen der normalen Schweißsekretion können durch unterschiedliche Ursachen hervorgerufen werden: Fieber bewirkt z. B. eine vermehrte Schweißsekretion (Hyperhidrosis), während eine mangelnde Schweißsekretion (Hypohidrosis) an schwülwarmen Tagen zu „Hitzschlag" führen kann. Fehlt die Schweißabsonderung ganz, so sprechen wir von einer Anhidrosis. Bei bestimmten Erkrankungen ist das nächtliche Schwitzen ganz typisch.
Achtung beim Auftreten von kaltem, kleinperligem Schweiß, damit kann sich ein Kreislaufkollaps ankündigen!

Starkes Schwitzen muß auch bei der Flüssigkeitsbilanzierung mit berücksichtigt werden!

Aufgaben

▶ Überlegen Sie sich pflegerische Tätigkeiten, die Sie bei einem Patienten mit vermehrter Schweißsekretion durchführen würden.

▶ Welche Sofortmaßnahmen sind Ihrer Meinung nach im Rahmen der Ersten Hilfe bei einem „Hitzschlag" angezeigt?

▶ Denken Sie über die Vor- und Nachteile des „Saunierens" nach!

Notizen

15.4 Erbrechen – Erbrochenes

Lernziele

● Ursachen für Erbrechen nennen können.
● Zusammenhänge zwischen der Nahrungsaufnahme und dem Erbrechen herstellen können.

Der Vorgang des Erbrechens wird vom im Gehirn liegenden Brechzentrum gesteuert, das auf chemische und mechanische Reize reagiert und den Brechreiz auslöst.

Das Erbrechen beginnt meistens mit tiefen Einatembewegungen, die Stimmritze und der Eingang zum Nasen-Rachenraum schließen sich. Die Speiseröhre und der Mageneingang erschlaffen, durch die Kontraktion des Zwerchfells und der Bauchmuskeln steigt der Druck im Magen, und der Mageninhalt wird durch die Speiseröhre und den Mund entleert. Häufig gehen dem Erbrechen ein Übelkeitsgefühl, vermehrte Speichelabsonderung und eine verlangsamte Atmung voraus.

Ursachen

Die Ursachen für das Erbrechen können unterschiedlich sein: Wird das Brechzentrum direkt gereizt, so sprechen wir vom *zerebralen Erbrechen*. Das kann z. B. durch eine Schädel-Hirn-Verletzung bedingt sein, durch eine Blutung oder einen Hirntumor, einhergehend mit einer Hirndrucksteigerung. Auch können Bakteriengifte, Alkohol oder Medikamente direkt auf das Brechzentrum einwirken.

Tritt das Erbrechen nach einer Narkose auf, so sprechen wir vom *postnarkotischen* Erbrechen.

Sehr viele Frauen leiden besonders in den ersten Schwangerschaftsmonaten unter frühmorgendlicher Übelkeit und Erbrechen (*Emesis gravidarum*), wobei eine Hyperaktivität des Nervus vagus für das Erbrechen verantwortlich gemacht werden kann. Steigert sich das Erbrechen zur *Hyperemesis gravidarum*, wobei es zu 5- bis 10maligem Erbrechen pro Tag kommt, unabhängig davon, ob der Magen gefüllt ist oder leer, so muß mit einer *Gestose* gerechnet werden. Gestosen sind Krankheiten, die durch eine Schwangerschaft bedingt sind). Gleichzeitig klagen die Frauen über eine trockene Mundschleimhaut, Durst sowie über Schmerzen in der Magengegend.

Liegt die Ursache des Erbrechens im Magen-Darm-Kanal selbst, kann zum Beispiel eine Vergiftung, eine bakterielle oder virale Infektion oder auch eine Entzündung der Magen-Darm-Schleimhaut zum *gastrischen Erbrechen* führen, das meistens mit Schmerzen im Magen-Darm-Bereich einhergeht.

Es gibt Menschen, die unter einer „*Reise- bzw. Seekrankheit*" leiden, die durch die Bewegung der Eisenbahn, des Autos oder eines Schiffes hervorgerufen wird. Es kommt zu einer Reizung des Vestibularapparates im Innenohr, in dem sich das Gleichgewichtsorgan befindet. Von hier werden Impulse zu den vegetativen Stammhirnzentren abgegeben. Es kommt dabei zu starker Übelkeit, Erbrechen, häufig mit Schweißausbruch und Blutdruckabfall einhergehend.

Säuglinge bleiben erfahrungsgemäß von einer „Reisekrankheit" verschont. Sie können bei entsprechender Veranlagung unter dem sogen. *habituellen Erbrechen* leiden (habituell=öfter auftretend, gewohnheitsmäßig). Wichtig hierbei ist die frühe Erfassung und Behandlung, indem Flüssigkeit und Elektrolyte ersetzt werden müssen, da sich besonders beim Säugling schnell ein lebensgefährlicher Zustand durch großen Flüssigkeitsverlust entwickeln kann.

Eine *Pylorusstenose* (Hypertrophie der Pylorusmuskulatur) führt zu einer Entleerungsstörung des Magens. Diese macht sich bei einem Säugling in der 3.–4. Lebenswoche bemerkbar und zwar mit charakteristischem, spastischem Erbrechen im Schwall nach der Nahrungsaufnahme.

Beobachtungskriterien

Ganz wichtig ist die Beobachtung, ob ein Zusammenhang des Erbrechens mit der Nahrungsaufnahme besteht.

Wann erfolgt das Erbrechen?
– Im nüchternen Zustand?
– Nach den Mahlzeiten?
– Nach bestimmten Speisen?

Auch die *Art* des Erbrechens kann Aufschluß geben über die Erbrechensursache. Fließt Magen-Darm-Inhalt aus dem Mund (Miserere=Koterbrechen), so spricht das für einen Darmverschluß, entleert sich Mageninhalt im Schwall, könnte das ein Zeichen für eine Pylorusstenose sein.

Der *Geruch* des Erbrochenen ist meistens säuerlich, wobei beim Darmverschluß das Erbrochene nach Stuhl riecht.

Beim Erbrochenen kann es sich um unverdaute Speisereste, Magensekret, evtl. mit Gallensaft vermischt, oder auch um Schleim handeln.

Wichtig ist, auf *Blutbeimengungen* zu achten. Bedingt durch die Salzsäurewirkung kann das bluthaltige Erbrochene *kaffeesatzartiges* Aussehen haben. Nur bei akuten und massiven Blutungen aus dem Magen oder dem Ösophagus (z. B. Varizen) ist das Blut hellrot.

Zusammenfassung

Beim Erbrechen wird Mageninhalt reflexartig durch die Speiseröhre und den Mund nach außen entleert, wobei der Brechvorgang vom Brechzentrum im verlängerten Mark gesteuert wird.

Die Ursachen des Erbrechens können unterschiedlich sein: Wird das Brechzentrum z.B. durch ein Schädel-Hirn-Trauma oder einen raumfordernden Prozeß gereizt, so sprechen wir vom zerebralen Erbrechen. Viele Frauen leiden besonders in den ersten Schwangerschaftsmonaten unter dem Schwangerschaftserbrechen, das, wenn es verstärkt und gehäuft auftritt, Anzeichen einer Gestose sein kann.

Das gastrische Erbrechen, dessen Ursachen im Magen-Darm-Trakt zu suchen ist, geht meistens einher mit Schmerzen in diesem Bereich.

Durch die Reizung des Vestibularapparates im Innenohr wird das Erbrechen im Rahmen einer „Reise-" oder „Seekrankheit" hervorgerufen. Ein besonderes Augenmerk gilt dem Säugling mit habituellem Erbrechen und dem Erbrechen bei einer Pylorusstenose; denn großer Flüssigkeits- und Elektrolytverlust können für ihn Lebensgefahr bedeuten.

Wichtig ist zu erkennen, ob ein Zusammenhang zwischen der Nahrungsaufnahme und dem Erbrechen besteht.

Beimengungen wie Stuhl und Blut können Hinweis sein auf schwerwiegende Erkrankungen.

Anhaltendes oder gehäuftes Erbrechen führt zu Dehydratation und Elektrolytverschiebung, außerdem zu physischer und psychischer Erschöpfung.

Aufgaben

▶ Nennen Sie Ursachen, die Erbrechen bewirken können!

▶ Auf welche Beimengungen müssen Sie besonders achten?
▶ Welche pflegerischen Maßnahmen sind Ihrer Meinung nach während und nach dem Erbrechen erforderlich?

Notizen

15.5 Auswurf (Sputum)

Lernziele

- Erklären können, was unter dem Begriff „Sputum" zu verstehen ist.
- Aussagen machen können über Menge, Farbe, Beschaffenheit und Geruch des Sputums bei bestimmten Erkrankungen.

Die Schleimhäute der Luftwege des Rachens, der Nase und des Mundes produzieren ein schleimiges Sekret, das die Schleimhäute befeuchtet. Die Produktion ist normalerweise so gering, daß sie nicht belästigt, d. h., die normale Schleimproduktion bleibt nahezu unbemerkt. Sprechen wir von *Sputum*, so handelt es sich um vermehrte Sekretabsonderungen, meistens um Sekret der unteren Atemwege, wobei die Ursachen für die Sputumbildung unterschiedlich sind.

Sputum aus dem Rachenraum wird durch Räuspern, Sputum aus den unteren Luftwegen durch Husten hinausbefördert.

Die *Sputumbeobachtung* umfaßt: Menge, Farbe und Beschaffenheit, Beimengungen und den Geruch.

Die *Menge* des Sputums hängt von der Erkrankung ab, die den vermehrten Auswurf hervorruft. Bei Bronchiektasen (irreversible Erweiterungen der Bronchialäste), werden bis zu 2 l/24 Std. abgehustet, der größte Teil davon morgens.

Die Beobachtung der *Farbe* und *Beschaffenheit* des Auswurfs kann besonders aufschlußreich sein. Bei einer katarrhalischen Erkrankung ist der meistens damit verbundene Auswurf, schleimig, fadenziehend und durchsichtig. Eitrig, gelbgrünlich ist er bei einer eitrigen Bronchitis, Tuberkulose oder einem Lungenabszeß.

Blutiges Sputum sollte sofort eine ärztliche Untersuchung nach sich ziehen, denn meistens ist das ein Zeichen für eine schwerwiegende Erkrankung. Patienten mit einer Lungenembolie husten ein rotes und klumpiges Sputum aus, während das Sputum von Patienten mit einer Lungenblutung durch einen Tumor oder eine Lungentuberkulose, frisch rot und schaumig ist.

In einem bestimmten Stadium der Lappenpneumonie erscheint bei geringer Blutmenge das Sputum rostbraun.

Neben schweren Hustenanfällen und hochgradiger Atemnot, wird man bei Patienten mit einem Lungenödem dünnflüssiges, schaumiges und rötlich gefärbtes Sputum beobachten können.

Sputum besteht größtenteils aus Waser. *Beimengungen* können sein: Eiter, Blut, Bakterien und Zellpartikel.

Mikroskopische und kulturelle Untersuchungen des Sputums werden zur Identifizierung von Pneumonie- und Bronchitiserregern, sowie zur zytologischen Untersuchung durchgeführt, um Tumore im Bereich der Atmungsorgane früh erkennen zu können.

Der *Geruch* des Sputums ist normalerweise unauffällig, bei längerem Stehenlassen im Sputumbecher entwickelt sich ein fader, süßlicher Geruch.

Jauchig stinkendes Sputum weist auf den Zerfall von Lungengewebe hin.

Zusammenfassung

Die Schleimhäute der Luftwege, des Rachens und des Mundes produzieren ein schleimiges Sekret, das der Anfeuchtung der Schleimhäute dient. Wird vermehrt Sekret abgesondert, besonders aus den unteren Atemwegen, so

sprechen wir von Sputum. Die Sputumbeobachtung umfaßt die Menge, Beschaffenheit und Farbe, Beimengungen und den Geruch.
Besonders auffällig sind dabei die Farbveränderungen durch Blut oder Eiter, sowie ein übelriechendes Sputum.

Im Umgang mit Sputum ist immer an die mögliche Infektions-gefahr zu denken!

Aufgaben

▶ Achten Sie vermehrt auf Patienten mit Auswurf und ver-suchen Sie, die Ursache für den Auswurf zu ergründen.
▶ Denken Sie an Ihre letzte schwere Erkältung, einherge-hend mit starkem Husten und Auswurf. Versuchen Sie, diese Erfahrung auf die Pflege eines Patienten mit dieser Symptomatik zu übertragen.

Notizen

15.6 Menstruation und vaginale Ausscheidungen

Lernziele

- Den Verlauf des weiblichen Zyklus beschreiben können.
- Menstruationsstörungen und deren Ursachen aufzählen können.
- Erklären können, was unter dem Begriff Lochialsekret zu verstehen ist.

Menstruationszyklus

Gewöhnlich setzt die Regelblutung erstmalig zwischen dem 10. und 14. Lebensjahr ein, wobei die erste Blutung *Menarche* genannt wird.

Den Zeitraum vom Beginn einer Blutung bis zum letzten Tag vor der nächsten Blutung bezeichnet man als Zyklus, der 26 bis 32 Tage dauert, die Blutung (Menstruation) ca. 3 bis 5 Tage.

Dieser Menstruationszyklus wird in 3 Phasen unterteilt:

1. Phase=Abschuppungs- und Reparaturphase,
2. Phase=Aufbauphase,
3. Phase=Sekretionsphase.

Der Beginn des Menstruationszyklus wird mit dem Beginn der Monatsblutung gleichgesetzt (1. Tag des Zyklus).

In der 1. Phase, der Abschuppungsphase, die äußerlich mit der Blutung einhergeht, wird vom zweischichtigen Endometrium (innere Schicht der Gebärmutterwand), die Funktionalis abgestoßen. Die Basalis bleibt erhalten, die gleichzeitig verheilt (Reparaturphase). Mit dem 5. Tag beginnt die Aufbauphase unter Einfluß des steigenden Östrogenspiegels im Blut, und der Wiederaufbau der Funktionalis setzt ein. In sie sprossen neue Gefäße hinein (Spiralarterien), außerdem entstehen wieder langgestreckte, später geschlängelt verlaufende Drüsen.

Ist ein Follikelsprung erfolgt, so beginnt die Sekretionsphase. Unter dem Östrogen- und Progesteroneinfluß wandelt sich die Funktionalis so um, daß sich in ihr ein Keim einnisten kann.

Findet keine Befruchtung statt, so bewirkt die Rückbildung des Gelbkörpers die nächste Menstruationsblutung.

Während des Zyklus ändert sich, abhängig von der Höhe des Östrogenspiegels, die Zusammensetzung des Zervixschleimes (Zervix=Gebärmutterhals). Kurz vor dem Eisprung verflüssigt er sich, damit er für die Samenfäden leichter durchgängig ist. Während der 2. Zyklushälfte wird der Schleim unter der Progesteronwirkung wieder zähflüssiger, und somit wird der Durchtritt der Spermien in die Gebärmutter erschwert (Gleichzeitige Keimbarriere).

Um das 50. Lebensjahr herum werden die Zyklen unregelmäßig, das Klimakterium setzt ein.

Findet keine Regelblutung mehr statt, so befindet sich die Frau in der *Menopause*.

Menstruationsstörungen

Hat eine Frau übermäßig starke Blutungen, so sprechen wir von einer *Hypermenorrhö*, die zu mehr als 90 % organisch bedingt ist. Ursachen können sein: Myome (gutartige Muskelgeschwülste), Polypen (Geschwülste von Schleimhäuten ausgehend) oder Entzündungen.

Abb. 47. Darstellung verschiedener Formen von Zyklusstörungen nach ▶ dem Kaltenbach-Schema, (wird benutzt zur Aufzeichnung der Regelanamnese, d.h. Zeitpunkt, Dauer, Stärke der Menstruationsblutung)

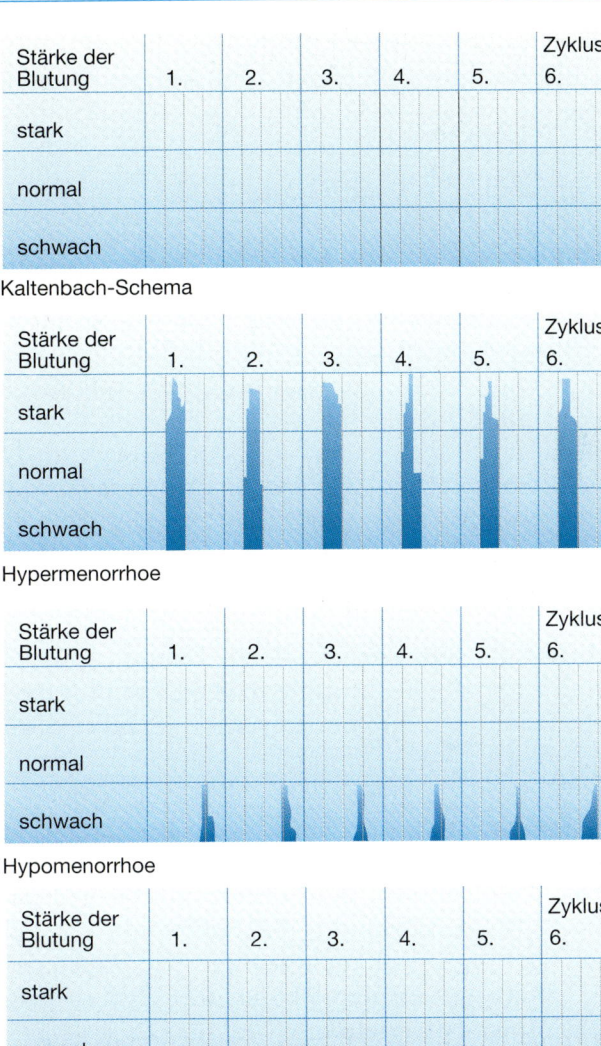

Kaltenbach-Schema

Hypermenorrhoe

Hypomenorrhoe

Oligomenorrhoe

Bei der *Hypomenorrhö* ist der Blutverlust hingegen nur sehr gering; die Blutung dauert evtl. nur wenige Stunden oder einen Tag.

Die Hypomenorrhö kann in die *Amenorrhö* übergehen, d. h., die Regelblutung bleibt aus.

Physiologischerweise geschieht das während der Schwangerschaft und in der Stillphase. Die Amenorrhö ist häufig eine Begleiterscheinung bei Mädchen und jungen Frauen, die an Magersucht (Anorexia nervosa) leiden (s. Kapitel: Ernährungszustand, Körpergewicht). Weitere Störungen des Zyklus liegen in einer verkürzten und verlängerten Follikelreifungsphase begründet.

Hat eine Frau im Jahr z. B. statt 12 oder 13 etwa 15–17 Regelblutungen, so sprechen wir von einer *Polymenorrhö*. Liegt eine *Oligomenorrhö* vor, so setzt die Regelblutung z. B. nur alle 5–6 Monate ein.

Eine Regelblutung kann mit stärkeren Schmerzen einhergehen (Dysmenorrhö), wobei die Ursachen für die Schmerzen organisch bedingt sein können, durch Tumore, Entzündungen oder eine hormonelle Störung. Häufig kann für eine Dysmenorrhö keine erkennbare Ursache verantwortlich gemacht werden.

Vaginale Ausscheidungen

Die Vagina, die Zervixdrüsen, der Scheidenvorhof und die Bartholin-Drüsen sondern ständig ein Sekret ab, so daß deren Schleimhäute feucht gehalten werden. Die Stärke des Ausflusses ist abhängig von den Phasen des Zyklus, also innerhalb eines Monats wechselnd.

Vom Fluor vaginalis sprechen wir, wenn der Ausfluß zyklusabhängig vermehrt auftritt. Das ist sehr häufig bei Mädchen in der Pupertät der Fall infolge der hormonellen Umstellung. Die Farbe des Fluors ist dabei weißlich-grau.

Auch in der Schwangerschaft ist eine vermehrte Sekretion normal, wobei abzuklären ist, ob nicht eine Entzündung besteht; denn Fluor ist ein obligatorisches Symptom bei entzündlichen Veränderungen im Bereich der Vagina, meistens einhergehend mit Juckreiz, was ebenso unangenehm ist wie der Ausfluß selbst.

Verantwortliche Erreger können sein: Streptokokken, Staphylokokken, Trichomonaden, Candida albicans oder Chlamydien.

Fluor kann auch ein Zeichen für ein Karzinom (bösartiger Tumor) sein, wobei der Ausfluß dann häufig eitrig oder auch blutig aussieht.

Lochialsekret

Eine besondere Form der vaginalen Ausscheidung stellt das Lochialsekret (Wochenfluß) dar, das nach der Geburt eines Kindes von der Wöchnerin physiologischerweise ausgeschieden wird. In ihm sind Wund-, Zervix- und Scheidensekret enthalten; hier muß die Menge, das Aussehen und der Geruch des Lochialsekretes beobachtet werden. Das Aussehen des Sekretes ändert sich infolge der Wundheilung.

In den ersten Stunden bis etwa zu einer Woche nach der Geburt sind die Lochien stark und blutig, verändern ihr Aussehen jedoch dann von bräunlich bis gelblich. Nach ca. 3–4 Wochen ist das Lochialsekret grau-weißlich und die Menge ist erheblich zurückgegangen. Nach ca. 4–6 Wochen versiegt das Lochialsekret gänzlich.

Übelriechender Wochenfluß kann auf eine Entzündung hinweisen.

Verringert sich das Lochialsekret vorzeitig, einhergehend mit einem unangenehmen Geruch, so muß, besonders bei erhöhter Körpertemperatur und Schmerzen im Unterleib, an eine Lochienstauung gedacht werden.

Zusammenfassung

Der weibliche Zyklus wird in 3 Phasen unterteilt, in die Abschuppungs- und Reparaturphase, die Aufbauphase und die Sekretionsphase.

Den Zeitraum vom Beginn einer Blutung bis zum letzten Tag vor der nächsten Blutung bezeichnet man als Zyklus, der 26–32 Tage dauert.

Kommt es zu Menstruationsstörungen, so können sowohl organische als auch hormonelle Ursachen zugrunde liegen. Übermäßig starke Blutungen werden als Hypermenorrhoe, und geringe Blutungen als Hypomenorrhoe bezeichnet. Von einer Amenorrhoe sprechen wir, wenn die Regelblutung ausbleibt.

Die Vagina, die Zervixdrüsen, der Scheidenvorhof und die Bartholin-Drüsen sondern ständig ein Sekret ab, das zyklusabhängig unterschiedlich stark auftritt. Kommt es zu einem zyklusunabhängigen und verstärktem Ausfluß=Fluor, so muß nach der Ursache dafür gesucht werden. Sehr häufig liegen Entzündungen vor, oder aber ein Tumor kann dafür verantwortlich gemacht werden.

Eine besondere Form der vaginalen Ausscheidung ist das Lochialsekret=Wochenfluß. Nach der Geburt eines Kindes hat das Sekret eine blutig-rote Farbe, verändert jedoch das Aussehen im Laufe der Zeit von braun-gelblich bis grauweiß. Nach ca. 6 Wochen versiegt das Lochialsekret ganz.

Aufgaben

▶ Welche zusätzlichen pflegerischen Tätigkeiten sind Ihrer Meinung nach zu berücksichtigen, wenn eine bettlägerige Patientin während des Krankenhausaufenthalts ihre Menstruationsblutung hat?

▶ Erkären Sie die Begriffe Menarche und Menopause!

▶ Welche Hinweise geben Sie einer Wöchnerin im Hinblick auf die Beobachtung des Lochialsekrets?

Notizen

Notizen

16 Dokumentation

Lernziele

- Gründe für eine kontinuierliche Pflegedokumentation nennen können.
- Puls-, Temperatur- und Blutdruckwerte in das Kurvenblatt eintragen können.

Am 1. Januar 1993 trat das Gesundheits-Struktur-Gesetz (GSG) in Kraft. Die in ihm verankerte Pflege-Personal-Regelung (PPR) bewirkt, daß die Stellenberechnung für das Pflegepersonal nach erbrachter Pflegeleistung und nicht nach belegten Betten erfolgt. Deshalb besteht die Forderung, die individuellen, geplanten und durchgeführten Pflegemaßnahmen, sowie die am Patienten beobachteten und gemessenen Ergebnisse in einem Dokumentationssystem zu dokumentieren. Die Notwendigkeit der Pflegedokumentation wird durch die Deutsche Krankenhausgesellschaft, die führenden Berufsverbände der Krankenpflege und durch die Rechtsprechung bestätigt bzw. sogar gefordert.

Was soll durch die Pflegedokumentation erreicht werden?

- Sicherheit für die Patienten durch Zentralisation der Informationen.
- Sicherheit für die Mitarbeiter auf einer Station; denn die Dokumentation dient als Arbeitsgrundlage.

- Steigerung der Pflegequalität durch strukturierte und somit kontrollierbare Planung der Pflege.
- Steigerung des Informationsflusses durch die Kontinuität der Informationen.
- Rationalisierung der administrativen Tätigkeiten.
- Kontrollierbarkeit der Pflegemaßnahmen durch Darstellung pflegerischen Bemühens und pflegerischer Erfolge.

Dokumentation der Krankenbeobachtung

Ein Dokumentationssystem beinhaltet verschiedene Formulare, die in einer Sichtmappe oder in einer Hängeregistratur aufbewahrt werden.

Folgende Formulare werden benötigt:
- Stammblatt,
- Pflegeblatt,
- Anordnungsblatt.

Stammblatt

Das Stammblatt dient zur Sammlung pflegerelevanter Informationen. Diese Informationen können aus dem Erstgespräch mit dem Patienten entnommen werden, aus Gesprächen mit den Angehörigen oder aus den Einweisungsunterlagen. Dabei fällt der Beobachtung und der Gesprächsführung eine besondere Rolle zu.

Pflegeblatt

Das Pflegeblatt ermöglicht dem Pflegepersonal die Krankenpflege als Problemlösungsprozeß zu dokumentieren. Es wird nachvollziehbar, wer, was, wann an einem Patienten, wie, wie oft, wo und in welchem Umfang und mit welchem Erfolg ausgeführt hat.

Anordnungsblatt

In das Anordnungsblatt werden direkt eingetragen:
- das Visitendatum,
- das Namenskürzel des visitierenden Arztes,
- alle Anordnungen, Untersuchungen, Therapien, Eingriffe und sonstige Maßnahmen.

Aus dem „Handzeichen" (Hz) wird ersichtlich, welche Pflegeperson die getroffenen Anordnungen eingeleitet bzw. durchgeführt hat.

Dokumentation und Auswertung der Ergebnisse

Für die Dokumentation der Ergebnisse aus der Krankenbeobachtung werden überwiegend

– das Kurvenblatt,
– das Überwachungsblatt und
– das Blatt für den Pflegebericht benötigt.

Kurvenblatt (s. Abb. 48)

Tabelle 7 gibt eine *Anleitung zum Ausfüllen* des Kurvenblattes.

Tabelle 7

Zeilenbezeichnung	Einträge
Kopfzeile	Blattnummer, Jahr, Name, Vorname, Geburtsdatum, Alter, Diagnose(n), Warum ist der Patient hier? Kann auch eine Maßnahme sein, z. B. Metallentfernung
Datum Krankheitstag	Tagesdatum
Gleiche Zeile (..)	Tage des Krankenhausaufenthalts (fortlaufend)
Pflegestufen	A, S – hier können die Pflegestufen pro Tag numerisch eingetragen werden.

Tabelle 7 (Fortsetzung)

Zeilenbezeichnung	Einträge
Darunter in die unterteilten Zeilen	Temperatur – blau
	Puls – rot
Kost/Kalorien	Kostformen, z.B. Vollkost, Diäten, Nahrungskarenz
Größe/Gewicht	Größe des Patienten in cm, Körpergewicht in kg
1. Leerzeile	z.B. Ernährungssonde
Einfuhr	Flüssigkeitseinfuhr in ml – ggf. auch zentraler Venenkatheter
Ausfuhr	Flüssigkeitsausfuhr in ml – ggf. auch Blasenverweilkatheter u. CH Größe
Stuhl	senkrechter Strich für Stuhlgang
Abführmittel	Einläufe, Klysma, Abführmedikamente
Erbrechen	Zeichen für Erbrechen – Aussehen u. Menge
Op/Vw:	am OP-Tag im grauen Feld „OP"
gleiche Zeile (..):	Anzahl der postoperativen Tage (.)
	Alternativ: Gynäkologie: Tage post partum
	Kardiologie: Tage post Infarkt
Sonden/Drainagen:	Bezeichnung der Sonde/Drainage, Abflußmenge, Besonderheiten:
Leerzeilen:	z.B. Schienen, Verbände, Mobilisation, ..
RR:	bis zu 3 RR-Messungen/Tag
	(von unten nach oben mit Uhrzeit der Messungen)

Überwachungsblatt (s. Abb. 49)

Das Überwachungsblatt wird geführt, wenn in kleineren Zeitabständen bestimmte Kontrollen durchgeführt werden müssen (z.B. Vitalzeichenkontrolle, Ein- und Ausfuhr).

Pflegeberichtblatt (s. Abb. 50)

Der Pflegebericht gilt als Erfolgsbilanz. In ihm wird festgehalten, welche Pflegeziele erreicht wurden und welche Wirkung hinsichtlich des Befindens durch die Pflege erzielt wurde (*Krankenbeobachtung* und *Verlaufsbeschreibung*).
Die Eintragungen im Pflegebericht werden mit Datum, Uhrzeit und dem Namenskürzel der eintragenden Pflegeperson gekennzeichnet.

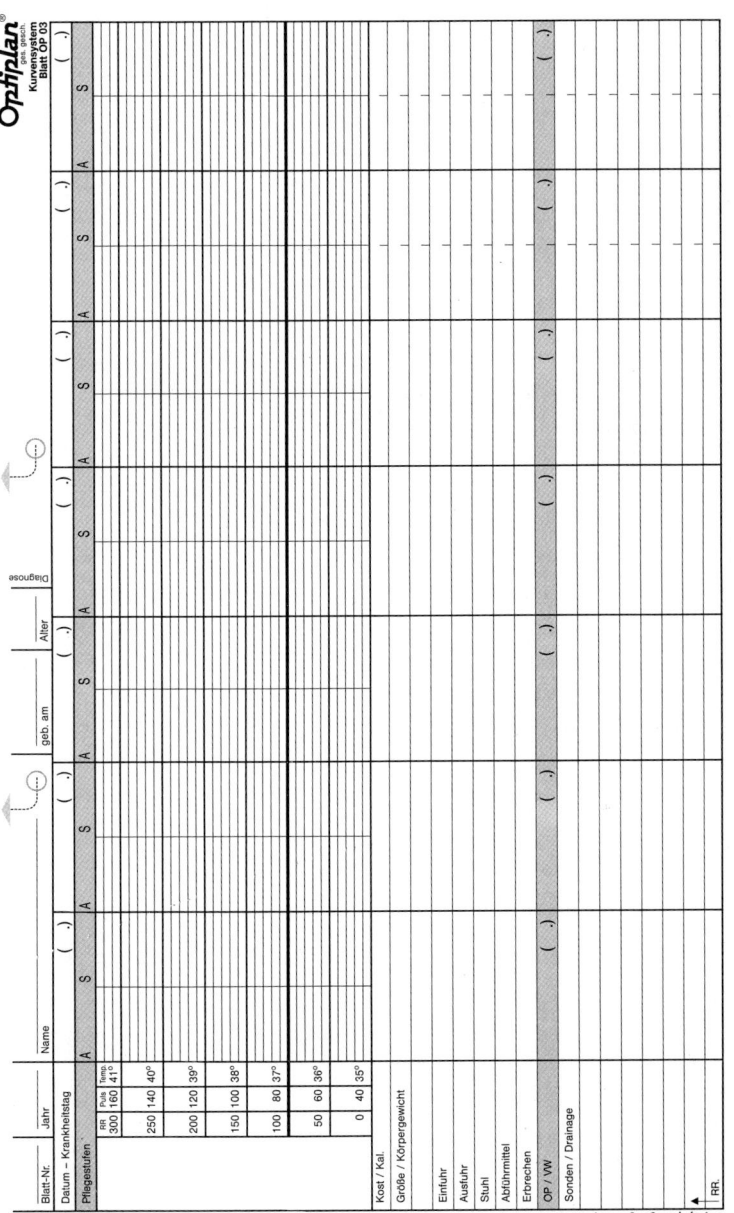

Abb. 48. Kurvenblatt (Mit freundl. Genehmigung der Fa. Optiplan)

Abb. 49. Überwachungsblatt (Mit freundl. Genehmigung der Fa. Optiplan)
Abb. 50. Blatt für einen Pflegebericht (Mit freundl. Genehmigung der Fa. Optiplan)
▶

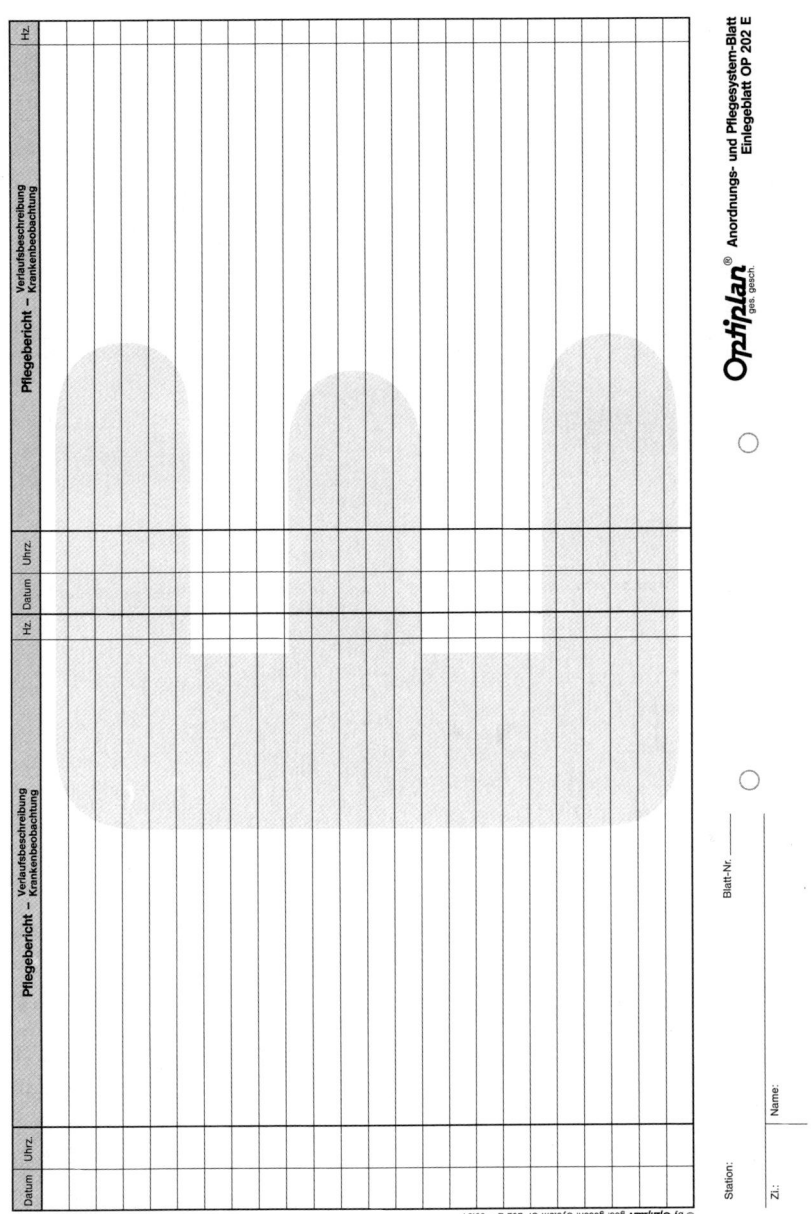

Zusammenfassung

> Durch die Pflegedokumentation soll die Sicherheit für den
> Patienten erhöht werden, und gleichzeitig dient die Doku-
> mentation als Arbeitsgrundlage für alle Mitarbeiter auf einer
> Station. Sowohl die Pflegequalität als auch der Informati-
> onsfluß werden gesteigert. Durch die Pflegedokumentation
> wird eine Kontrollierbarkeit aller Pflegemaßnahmen erreicht.
> Ein Dokumentationssystem besteht in der Regel aus dem
> Stammblatt, Pflegebericht-, Anordnungsblatt, Kurvenblatt,
> Überwachungsblatt und aus dem Blatt für den Pflegebe-
> richt. Zur Dokumentation der Ergebnisse aus der Kranken-
> beobachtung werden in erster Linie das Kurvenblatt, das
> Überwachungsblatt und das Pflegeberichtsblatt benötigt.

Aufgaben

▶ Diskutieren Sie in der Gruppe darüber, inwieweit eine
  ausführliche Pflegedokumentation die Kommunikation
  auf der Station verbessern kann.

▶ Tragen Sie folgende Puls- und Temperaturwerte in das
  Kurvenblatt ein.
  1. Tag
  vormittags: P.:   88/min T.: 38,6 °C
  nachmittags: P.: 104/min T.: 39,2 °C
  2. Tag
  vormittags: P.:   82/min T.: 38,8 °C
  nachmittags: P.:   98/min T.: 39,6 °C
  3. Tag
  vormittags: P.:   76/min T.: 38,3 °C
  nachmittags: P.:   80/min T.: 38,5 °C

▶ Auf dem Überwachungsblatt befinden sich die Rubriken
  „Einfuhr" – „Ausfuhr", so daß Sie bei einem Patienten
  eine positive oder negative Bilanz feststellen können. Was
  ist darunter zu verstehen?

Notizen

Notizen

Literatur

Altmeyer (1994) Bildlexikon Dermatologie, Springer, Berlin

Borbély A (1991) Das Geheimnis des Schlafs. Ullstein Sachbuch

Bose J von (1993) Krankheitslehre, 4. Aufl. Springer, Berlin ...

Brakhoff J (Hrsg) (1987) Eßstörungen, 2. Aufl. Lambertus, Freiburg

Brehm G (1987) Haut- und Geschlechtskrankheiten, Thieme, Stuttgart

Eibl-Eibesfeldt J (1986) Die Biologie des menschlichen Verhaltens, 2. Aufl. Piper, München

Ganong (1974) Physiologie Springer Berlin, Heidelberg, New York

Huber A (1989) Checkliste Krankenpflege, 3. Aufl. Thieme, Stuttgart

Juchli (1991) Krankenpflege, 6. Aufl. Thieme, Stuttgart

Jecklin E (1992) Arbeitsbuch Krankenbeobachtung, 2. Aufl. Gustav Fischer, Stuttgart Jena New York

Margulies A, Fellinger K, Kroner T, Jaisser A (1994) Onkolog. Krankenpflege, Springer, Berlin

Müller ML (1989) Pflegedokumentation und ihre Bedeutung. Schwester Pfleger, Heft 4

Münch G, Reitz D (Hrsg) (1994) Lehrbuch für Krankenpflege. de Gruyter, Berlin New York

Mischo-Kelling M, Zeidler H (1989) Innere Medizin und Krankenpflege. Urban & Schwarzenberg, München Wien Baltimore

Optiplan GmbH (1993) Handbuch Optiplan. Fa. Optiplan, Düsseldorf

Pschyrembel W (1986) Klinisches Wörterbuch, 255. Aufl. de Gruyter, Berlin

Poeck K (1982) Neurologie. Springer, Berlin Heidelberg New York

Roper N (1987) Die Elemente der Krankenpflege. Recòm, Basel

Ruch FL, Zimbardo PG (1975^2, 1983^3) Psychologie. Springer, Berlin Heidelberg New York

Spornitz (1993) Anatomie und Physiologie für Pflegeberufe. Springer, Berlin Heidelberg New York

Schettler G (1987) Innere Medizin. Thieme, Stuttgart New York

Schneider W, Sitzmann F (1982) Krankenbeobachtung. Recom, Basel

Schönstein L (1981) Krankenbeobachtung, 6. Aufl. F.J. Henrich, Frankfurt am Main

Veller H, Veller W (1986) Praktische Hypertonie, 2. Aufl. Thieme Stuttgart New York

Wink K (1990) Schlafstörungen. Gustav Fischer, Stuttgart New York

Sachverzeichnis